白文俊教授团队

男科疾病 病例精解

白文俊 主编

科学技术文献出版社
SCIENTIFIC AND TECHNICAL DOCUMENTATION PRESS
·北京·

图书在版编目（CIP）数据

白文俊教授团队男科疾病病例精解 / 白文俊主编. —北京：科学技术文献出版社，2018.2
（2019.5 重印）
ISBN 978-7-5189-3805-6

Ⅰ. ①白…　Ⅱ. ①白…　Ⅲ. ①男性生殖器疾病—病例—分析　Ⅳ. ① R697

中国版本图书馆 CIP 数据核字（2018）第 012366 号

白文俊教授团队男科疾病病例精解

策划编辑：巨娟梅　　责任编辑：巨娟梅　　责任校对：张吲哚　　责任出版：张志平

出　版　者	科学技术文献出版社
地　　　址	北京市复兴路15号　　邮编 100038
编　务　部	(010) 58882938，58882087（传真）
发　行　部	(010) 58882868，58882870（传真）
邮　购　部	(010) 58882873
官 方 网 址	www.stdp.com.cn
发　行　者	科学技术文献出版社发行　全国各地新华书店经销
印　刷　者	北京虎彩文化传播有限公司
版　　　次	2018 年 2 月第 1 版　2019 年 5 月第 3 次印刷
开　　　本	787×1092　1/16
字　　　数	190千
印　　　张	16.25
书　　　号	ISBN 978-7-5189-3805-6
定　　　价	98.00元

《白文俊教授团队男科疾病病例精解》
编 委 会

编著者单位

（按拼音首字母排序）

傲日格乐　内蒙古呼伦贝尔市人民医院泌尿外科

白文俊　北京大学人民医院泌尿外科

陈朝晖　北京市房山区中医医院男科

耿　冲　北京市大兴区人民医院泌尿外科

胡海兵　江西省萍乡市人民医院泌尿外科

兰　轲　北京大学人民医院泌尿外科

李建新　河北省唐山市中医医院男科

李志超　黑龙江省齐齐哈尔医学院附属第三医院男科

梁　凯　江苏省南京市第一医院泌尿外科

林　谦　浙江省台州市第一人民医院泌尿外科

刘　磊　河南省郑州市第一人民医院泌尿外科

刘德忠　中国人民解放军火箭军总医院泌尿外科

刘贵中　天津市津南区咸水沽医院泌尿外科

刘清尧　北京市房山区中医医院男科

吕金萍　河南省焦作煤业（集团）有限责任公司中央医院泌尿男科

马宝乐　北京市房山区中医医院男科

马伟国　新疆维吾尔自治区克拉玛依市中心医院泌尿外科

邵为民　新疆医科大学第一附属医院泌尿外科

施长春　天津天孕医院泌尿男科

隋广涛　黑龙江省大庆油田总医院泌尿外科

王　涛　北京市房山区中医医院男科

王大力　北京市房山区中医医院男科

王晓利　宁夏回族自治区盐池人民医院泌尿外科

王宇刚　河南省洛阳市妇女儿童保健中心男科

吴　宁　河北省香河人民医院泌尿外科

吴绪印　北京市国卫生殖健康专科医院男科

杨　健　山东省潍坊市阳光融和医院泌尿外科

杨文博　北京大学人民医院泌尿外科

姚晓飞　河南省洛阳市妇女儿童保健中心男科

张新荣　北京市房山区中医医院男科

周锦波　江西省萍乡市人民医院泌尿外科

周文亮　北京市房山区中医医院男科

前　言

　　男科学是一门综合性交叉学科，涉及了泌尿外科学、生殖内分泌学、精神心理学、神经科学、皮肤科学、组织胚胎学和遗传学等学科，研究难度较大。经过30多年的发展，特别是近10年来，得益于相关研究和技术突飞猛进的进步，我们对许多男科问题有了更深入的认识和了解，在某些男科疾病的诊断和治疗方面也取得了突破性进展，如梗阻性无精子症的微创手术治疗和非梗阻性无精子症的显微取精技术等。但总体而言，目前我国男科学发展水平仍存在着地区间、医院间的较大差异，远远不能满足医患双方的希望和要求，其原因是多方面的，需要我们共同努力。

　　由于许多男科疾病的病因仍处于探索之中，其发病机制尚未完全明了，对其防治也未能系统化、规范化，致使我们在临床实践中对多种男科疾病缺乏清晰的临床思维，导致了一些不恰当的处理，甚至误诊误治。

　　为此，我们组织全国12个省市，21家各级各类医院的32位男科学临床一线的中青年专家，以大量临床病例为基础，总结了自己处理的经典病例，同时查阅大量国内外文献资料，对多种男科疾病的诊断和治疗进行认真思考，提出了相应的处理对策，并进行了详细的分析，以期对从事男科专业的医师有所帮助和借鉴，从而更好地为患者服务。

　　本书精选的病例既有男科的常见多发病，也有少见疑难病。

与以往的书籍不同，本书紧密结合临床实际，通过对病例的解析，就其病因、病理生理机制、诊断方法和治疗处理措施等进行了深入探讨。

本书作者均为临床一线医师，多数缺少写作经验，在内容和格式方面存在许多不足和有待商榷之处。希望读者发现问题后通过各种方式（电话、电子邮件和微信等）与我们联系，帮助我们提高认识水平，完善书稿（改版时），促进学科发展。

目　录

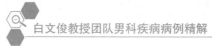
男性不育及其相关疾病

男性性分化发育异常与性腺功能减退

001 男性假两性畸形一例

病历摘要

患儿，出生时社会性别为女性，17月龄。代诉：阴茎短小伴尿道下裂。

患儿出生时确认为女婴，未见其他异常，2月龄时患儿母亲触及患儿外阴深部结节，后经当地医院彩超检查考虑为睾丸组织，随就诊于外地某儿童医院，彩超示会阴部低回声团（睾丸可能，并左侧鞘膜积液），染色体核型示46，XY，生化检查及性激素、甲状腺激素、肾上腺素未见异常。5月龄于北京儿童医院就诊行 *NR5A1* 基因 c.245-2 位点测序示 c.245-2A>T（exon4），突变在经典剪切位点上，可能影响 mRNA 剪切，为求诊治遂来北京大学人民医院男科就诊。既往体健。查体：阴茎短小，约 1cm，尿道开口位于阴茎根部，阴囊位于阴茎两侧，可触及睾丸，约 1cm×0.5cm×0.5cm，余未见异常（图 1）。2015 年 12 月 19 日会阴部彩超：会阴部低回声团（睾丸可能，并左侧鞘膜积液），需结合临床。

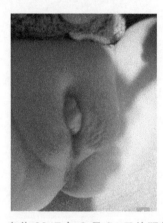

图 1　患儿 2017 年 3 月 24 日外阴部照片

诊断：男性假两性畸形。

治疗：考虑患儿情况，结合父母意愿，要求按男孩抚养，目前以恢复阴茎长度和修复尿道下裂为关键，给予十一酸睾酮胶丸 10mg，3 次／日，口服观察，待阴茎发育足够程度时考虑尿道下裂修补术。经治疗随访半年，患儿阴茎长度 2.7cm，其余发育与同龄儿无异，继续目前治疗，定期观察阴茎变化并拍照留存，监测性激素及生化变化情况。

病例分析

男性假两性畸形是指性腺为睾丸，而生殖导管和（或）外生殖器男子化不全的一种病理情况。正常的男性性分化是由 Y 染色体上的

SRY 基因和常染色体上的相关基因作用于原始性腺分化为睾丸。胚胎 8 周起，母体胎盘人绒毛膜促性腺激素（HCG）刺激胎儿间质细胞（Leydig 细胞）分泌睾酮；睾酮在外周组织 5α- 还原酶作用下转化为双氢睾酮。在双氢睾酮与靶细胞的受体结合发挥作用下，阴茎开始分化；生殖结节分化为阴茎头，生殖褶形成阴茎外皮，生殖隆起迁延至中线，形成阴囊；在睾酮（T 及 DHT）作用下，于胚胎 12 ~ 14 周时完成阴囊、阴茎等分化，这是循序渐进、不可逆的连续过程，在此期间，任何影响睾酮（T 及 DHT）作用的因素，均可导致性发育异常，形成男性两性畸形。其中，类固醇生成因子 –1（SF-1）由常染色体（9q33）上的 *NR5N1* 基因编码，是孤儿核受体家族成员，对垂体分化、类固醇生成脑和垂体激素调控发挥着关键作用，是性腺和肾上腺发育及功能的重要调控因子，该基因突变造成 SF-1 异常，影响睾丸发育及睾酮功能。患儿染色体核型 46，XY，*NR5N1* 基因检测 c.245–2 位点测序示 c.245–2A>T（exon4），患儿父母静脉血基因组 DNA 均不携带该突变，说明患儿的该变异为新生突变，与患儿发病吻合。患儿父母要求按男孩抚养，目前患儿口服十一酸睾酮有效，待时机成熟后行尿道下裂修补术。考虑到影响患儿心理发育，有学者建议在学龄前完成，但仍需阴茎组织发育足够完成尿道成形术所需。患儿青春期启动及第二性征发育情况有待随访观察，必要时干预，成年后建议供精生育。

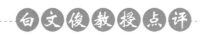

白文俊教授点评

　　性别发育异常是泌尿男科中非常棘手的问题。这类患儿的评价和治疗需要医师对性别分化的发生具备精确而彻底的理解。对性别发育异常的分子遗传学和病理生理学的了解有助于医师具备在新生儿期做出正确诊断的能力。性别的尽早确定及治疗方案的合理应用是诊治性别发育异常的关键。

002 睾丸横过异位畸形一例

病历摘要

患儿，男，9岁。主诉：发现双侧阴囊空虚9年入院。查体：阴茎牵长3.5cm，包皮覆盖龟头，可上翻露出龟头及尿道外口，双侧阴囊发育差，未见阴囊着色、皱襞及阴毛（P0G0），双侧阴囊内均未触及睾丸组织，右侧腹股沟区可触及1cm×1.7cm的类圆形包块，活动度好，无压痛。左侧腹股沟区未触及异常。于2012年11月29日在湖南省某院行下腹部CT提示：右侧睾丸下降不全，左侧未见睾丸组织。术前诊断为：右侧睾丸下降不全，左侧未见睾丸。于2012年12月6日在麻醉下行右侧睾丸下降固定术＋左侧睾丸探查术，术中于右腹股沟管内发现疑似睾丸组织，将精索逐步分离至内环口处，将精索往下牵拉，可见大小约为1.2cm×1.8cm椭圆形组织及脂肪样组织从腹腔内脱出，触及椭圆形组织考虑为睾丸组织，其后条索状并且坚硬的组织考虑为输精管。沿着精索组织向腹腔内分离约3cm处，见两条精索组织汇合为一条，左侧精索较右侧长3cm，右侧精索完全松解后仍不能下降至右阴囊上方，术中修正诊断：左侧横过异位睾丸，右侧睾丸下降不全。行右侧腹股沟疝高位结扎术＋右侧睾丸下降术＋左侧ombredanne术式。将左侧睾丸穿过阴囊纵隔固定在左侧的阴囊内，因右侧精索较短无法行1期固定术，将睾丸固定于右侧腹股沟浅环上方1cm处，建议患者半年后行2期右侧睾丸下降固定术，术后患者恢复良好出院。半年后患儿返院行2期睾丸下降固定术，术中分离睾丸及精索血管，顺利将睾丸固定于右侧阴

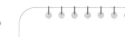

囊内，触诊时左侧阴囊可触及睾丸组织，睾丸较饱满，术后痊愈出院。

术后 5 年随访，身高：162cm，体重 51kg，患儿生殖系统发育良好（P4G4）。阴茎疲软，牵拉长度为 6.3cm。睾丸 B 超：左侧睾丸容积 12ml，右侧 8ml，无明显异常。性激素：T：10.15nmol/L，FSH：4.35IU/L，LH：2.36IU/L。左手骨龄片提示：骨龄 14 岁。无遗精。

病例分析

睾丸横过异位（transversetesticularectopia，TTE）是指双侧睾丸通过同一侧腹股沟管或阴囊进行下降和迁移的生殖系先天畸形，常伴有泌尿生殖系多种畸形，如腹股沟疝、尿道下裂、精囊囊肿，临床上十分罕见。Halsted 在 1907 年诊断了第 1 例，至 2008 年全球报道仅 100 余例。

1. 病因及发病机制

目前 TTE 的病因和发病机制仍不十分清楚，存在较多的推测和假说，大多数认为与生殖系统胚胎发育有关，男女两性胚胎早期都具有午菲氏管和苗勒氏管两对生殖管道，分别发育为男女性生殖管道。如果睾丸的支持细胞不分泌苗勒氏管抑制物（MIS）或苗勒氏管对 MIS 不敏感可导致苗勒氏管持续存在综合征（PMDS）。如胚胎发育期间中肾管和副中肾管发育、分化异常或退化不全将可能导致 TTE 的发生。Gupta 和 Gauderer 等均认为中肾管在发育时黏附、融合早，一侧睾丸的下降会带着另一侧睾丸一起下降；Bergl 推测 TTE 为 2 个睾丸由 1 个生发嵴发育而来；多位学者认为睾丸引带的缺陷或患侧腹股沟梗阻等解剖因素可导致 TTE。目前仍未找到有力的证据证实上述推测，有待于进一步研究。

2. 临床表现

TTE 表现为一侧无睾丸，对侧腹股沟管内或阴囊内 2 个睾丸。异位睾丸可位于对侧腹股沟至阴囊的不同位置，同时伴有其他畸形。Gauderer 等将 TTE 按伴随病变不同分为 Ⅰ 型、Ⅱ 型、Ⅲ 型。Ⅰ 型仅伴有腹股沟斜疝，常位于被迁移侧，发生率为 40% ~ 50%。Ⅱ 型伴有 PMDS，发生率为 30%。根据血 MIS 可分为 MIS 阴性、MIS 阳性两种类型。Ⅲ 型伴有除 PMDS 以外的其他多种异常，如腹股沟疝、假两性畸形、尿道下裂、阴囊异常、精囊囊肿、肾盂输尿管连接处梗阻、双肾发育不全等，而无苗勒氏管残留，发生率为 20%。同时，睾丸横过异位伴有不育和异位睾丸远期肿瘤发生率在 18% 左右，与隐睾肿瘤发生率相近。本例根据临床表现及术中探查结果考虑为 Ⅰ 型。

3. 治疗

高位 TTE 可影响患者生殖功能并有睾丸恶变可能性，手术治疗是最佳选择。手术最好在 2 岁前进行，采用睾丸固定术，手术的关键是异位睾丸的归位和伴随先天畸形的处理。手术需要充分游离和解剖双侧输精管和精索，使异位的睾丸无张力地通过阴囊纵隔固定于对侧阴囊。手术方法有传统开放手术和腹腔镜手术两类。传统手术是经腹股沟管切口，通过一侧腹股沟管，实现跨阴囊纵隔睾丸固定，适合于低位的横过异位睾丸和精索足够长的患者。对高位 TTE 可采用 Fowler-Stephens 术高位切断精索血管、游离长襻输精管，将异位睾丸固定在对侧阴囊中。对少数不能手术复位或失去内分泌功能的、萎缩的高位 TTE，宜行睾丸切除术。腹腔镜手术可用于诊断和治疗，且具有创伤小、睾丸固定容易，并可同时处理并存的未退化的苗勒氏管结构和其他异常等优点。关于分期手术，文献报道分期手术睾丸萎缩率为6%，而Ⅰ期手术为2%，因此一般多主张Ⅰ期手术。同时对伴发的畸形如影响患者的功能或存在恶变的可能，应做相应手术治疗。

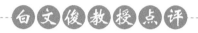

白文俊教授点评

　　该患儿在术前体检及下腹部CT均未发现左侧睾丸，造成临床误诊。在临床工作中，如患有一侧的腹股沟疝同时伴有对侧隐睾，首先考虑TTE；如发现一侧腹股沟斜疝、腹股沟区或阴囊上方难以解释的实性包块，而对侧阴囊空虚时也应考虑到睾丸横过异位的可能，术中找不到隐睾也不能轻易地诊断睾丸缺如。临床已诊断为睾丸横过异位时还应考虑到是否同时伴有其他泌尿生殖系统畸形，如PMDS的可能性。TTE患儿若发现及治疗较晚，睾丸发育与功能类似隐睾，术后应密切关注青春期前后性腺轴和睾丸体积及结构的变化，给予相应处理。

参考文献

1.Malik MA，Iqbal Z，Chaudri KM，et al.Crossed testicular ectopia.Urology，2008，71（5）：984.

2.Gauderer MW，Grisoni ER，Stellato TA，et al. Transverse testicular ectopia.J Pediatr Surg，1982，17（1）：43-47.

3.罗勇，张克勤，李波军，等.睾丸横过异位畸形的诊断和治疗：附1例报告并文献复习.第三军医大学学报，2013，35（22）：2486-2489.

笔记

003 性逆转综合征一例

病历摘要

患者，男性，26岁。主诉：结婚2年未避孕，未分居，妻子一直未孕。婚后两年，正常夫妻生活，妻子一直未孕，性生活1~2次/周，无明显的勃起障碍和射精障碍，精液量正常。来院要求检查。14岁患流行性腮腺炎，未伴发睾丸炎。15岁前曾一直食用棉籽油，已戒烟酒2年，务农。独生子女，母亲23岁生育患者，父母非近亲结婚，既往体健。查体：身高165cm，体重72kg，微胖。心肺正常。无胡须，喉结稍小，可扪及。腋毛稀少。阴毛量和分布正常。阴茎发育正常，拉直约8cm，疲软状态直径约2cm。睾丸体积偏小，质地偏软，各约2ml。输精管和附睾发育正常，未及结节和增大。未见明显的精索静脉曲张。

辅助检查

（1）精液分析（2016年5月17日）：禁欲6天，精液量3ml，pH 7.5，30分钟液化，不黏稠。离心后偶见不活动精子。

（2）精子形态学与生精细胞学分析：①方法：离心涂片后染色观察；②精子形态学分析：总计检出2个畸形精子（由于太少，故未分类）；③生精细胞学分析：细胞计数100个细胞，其中精原细胞2%，初级精母细胞1%。④中性粒细胞：2%；吞噬细胞：55%；淋巴细胞：5%；上皮细胞：35%。

（3）精浆生化五项：正常。

（4）性激素五项：雌二醇（E_2）12pg/ml↓（参考值：20~75pg/ml），催乳素（PRL）16.76ng/ml（参考值：2.64~18.50ng/ml），睾酮（T

笔记

0.68ng/ml ↓（参考值：1.75 ～ 7.81ng/ml），促黄体生成素（LH）9.76mIU/ml ↑（参考值：1.24 ～ 8.62mIU/ml），促卵泡生成素（FSH）21.03mIU/ml ↑（参考值：2.97 ～ 6.82mIU/ml）。

（5）染色体核型：46，XX[20]。镜下分析 20 个中期分裂象，均为女性核型。

（6）SRY+AZF 检测：① SRY：检出（＋）。② AZFa：2 个点全部缺失；AZFb：6 个点全部缺失；AZFc：5 个点全部缺失；sY145 缺失；Sy82 缺失。

（7）生殖系统彩超：前列腺大小 3.7cm×2.3cm×2.1cm，包膜完整，回声欠均；精囊：右侧 15mm×6mm，左侧 18mm×7mm。右侧睾丸大小：19mm×12mm×9mm，左侧：20mm×13mm×9mm，内回声均欠匀。双侧附睾头厚约 5mm，内回声均匀。

复查结果

（1）复查精液常规结果如下（2016 年 6 月 3 日）：禁欲 4 天，精液量 2ml，pH 7.5，30 分钟液化，不黏稠。离心后偶见不活动精子。

（2）精子形态学与生精细胞学分析：①方法：离心涂片后染色观察精子形态学：总计检出 7 个畸形精子（由于太少，故未分类）。②生精细胞学分析：细胞计数 50 个，其中：初级精母细胞：4%；吞噬细胞：64%；其余为上皮细胞。

治疗建议

综上前后所有检测结果，结合患者家庭及精液情况，征得夫妻双方同意，建议实施供精人工授精（AID）或者领养，患者及家属同意。

病例分析

根据该患者的临床表现、染色体核型及 Y 染色体微缺失等检查，确诊为 46，XX 男性综合征。性逆转综合征的定义：染色体性别与性腺性别不一致的病理现象。性逆转综合征性畸形是指性分化异常导致不同程度的性别畸形，这种性分化异常由决定性别的控制基因（*SRY*）的异常所引起，表现为表型性别不能确定的中间性状态，或表型性别与性腺性别或遗传性别相矛盾的现象。包括 46，XX 男性和 46，XY 女性两型。

1. 46，XX 男性综合征

46，XX 男性是指 46，XX 性逆转男性，简称 XX 男性综合征。本病发病率约为 1/20000，常表现为表型为男性，而染色体核型为正常女性，乳腺发达，须毛缺如，阴茎小，睾丸小，精索静脉正常，不能或只能产生少量精子，因而绝大多数无生育能力。本病的发生机制较复杂，通常不是由单一的原因引起。常见的原因包括 Yp/Xp 末端易位和一条 X 染色体的短臂上能抑制睾丸不发育的片段丢失或失活。*SRY* 基因的存在是 XX 男性综合征的主要遗传基础。多数 XX 男性综合征为散在性，但也有家族性病例的报道。下面具体介绍一下男性性逆转综合征的 2 种情况：

（1）Y 染色体被错拿成了 X 性染色体：来自父方的生殖细胞在减数分裂时，X 与 Y 染色体的末端"阴差阳错"地发生了交换，使 X 染色体上"获得"原先不存在的 *SRY* 基因。父方这种类型的精子与母方卵子结合后，尽管核型为 46，XX，但由于"获得"了 *SRY* 基因，于是促使胚胎沿着男性的方向发育，体内有睾丸而无卵巢，出生后从外表来看与一般男子无异，但不能生育。

（2）Y 染色体镶嵌在了 X 性染色体里面：在减速分裂时，染色体的数目正常而结构不正常导致 Y 染色体的位置发生了偏移，即 Y 染色体异位，镶嵌在了 X 性染色体当中，导致性染色体结构畸形，表型男性，却无法生育。这种情况有 Y 染色体，但 Y 核型却无法找到，属于罕见的性逆转综合征的一种。临床表现：本病的体征类似克氏综合征：皮肤细白，阴毛稀少，外阴部完全男性样，阴茎娇小，

笔记

9% 的患者伴有尿道下裂（克氏综合征则极少见）和隐睾，两侧睾丸小。约 1/3 患者乳房女性化。15% ～ 20% 的患者外生殖器性别难辨。可有喉结，胡须、腋毛稀疏，一般无智力障碍及显著躯干畸形。少数病例有家族史。青春期前，血浆睾酮和促性腺激素水平与正常男孩无差别；青春期后，前者降低而后者增高。诊断与防治：本病的诊断主要依据为核型分析：46，XX。*SRY* 阳性。精液检查可见精子少或无精子。睾丸组织学检查见曲精小管发育不良。

诊断 XX 男性综合征必须排除三种疾病：克氏综合征、肾上腺皮质增生引起的女性假两性畸形、核型为 46，XX 的真两性畸形。克氏综合征成人患者大都身材较高，比其正常兄弟平均高 6cm，很少有尿道下裂和隐睾。肾上腺皮质增生性女性假两性畸形早期出现阴毛及男性化体征，部分患者在新生儿期出现失盐症状。46，XX 真两性畸形患者的尿 17- 酮类固醇、尿孕三醇及 17- 羟孕酮值增高，患者可有子宫和阴道，在发育期可出现月经及其他女性第二性征。B 超检测胎儿外生殖器为男性特征而核型为 46，XX 者，可用 SRY 探针进行 FISH 分析或通过 DNA 检测 *SRY* 基因进行产前诊断。本病目前无特殊疗法。如有第二性征发育不良，可考虑在青春期前补充雄激素。遗传咨询：对本病遗传咨询的重点是患者的性异常，辅以必要的心理指导。由于其发病机制多是因为体细胞性染色体重排或 *SRY* 基因突变引起，故再发风险率较低，约为 1%。

2. 46，XY 女性综合征

46，XY 女性是指 46，XY 性逆转女性，群体发病率约 1 ∶ 100000。在睾丸性别决定作用丢失时，胚胎期的未分化性腺是朝女性方向发育，XY 男性胚胎的男性分化的错误则导致卵巢的发育。因此，XY 女性的发生主要由于睾丸性别决定功能的丧失，如 X、Y 染色体之间长臂末端的易位，或 Y 染色体与常染色体之间的易位导致含 *SRY*

笔记

基因的 Yp 末端部分缺失，或者因为 *SRY* 基因突变，患者核型虽然为 46，XY，但 *SRY* 基因缺乏或功能异常。

（1）临床表现：患者呈女性外观，第二性征发育欠佳，无阴毛、腋毛，乳房不发育，外阴呈幼稚型，可有阴蒂肥大。体内有条索状性腺，可见发育不全的子宫和输卵管。原发性闭经。20% ~ 30% 的患者可发生性腺肿瘤。患者通常不伴有生殖系统以外的其他异常，患者智力和身高都正常，但由于性染色体重排畸变引起的，患者可能会表现出"Turner 综合征"的临床症状。

（2）诊断与防治：根据上述临床表现，进行染色体核型分析，借助 B 超检查有无子宫及其发育情况，结合 *SRY* 基因的检测则可以做出诊断。病理学检查可见条索状性腺无生殖细胞。核型为 46，XY 而超声波检查为女性外生殖器时，可以做 *SRY* 基因检测进行产前诊断。对本病患者应注意性腺恶性肿瘤发生的可能，一般主张出生后对条索状性腺进行切除并进行其他矫正手术。青春期开始可使用雌激素替代疗法。

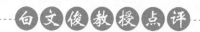

本例患者具有以下特点：①染色体核型 46，XX，*SRY*（+），AZF 全缺失；②男性表型，小睾丸，有精子但为少精子症；③性激素，HPG 轴：高促（FSH 及 LH），睾酮低，性功能多数正常；④病因：精母细胞减数分裂时，X-Y 联会，片段交换异常，含 *SRY* 的 Y 片段易位于 X 染色体或常染色体，*AZF* 区域移动情况不一；⑤治疗方案建议 AID 或者领养。

参考文献

1.Eberhard Nieschlag, Hermann M Behre, Susan Nieschlag，主编.李宏军，李汉忠，主译.男科学 – 男性生殖健康与功能障碍 .3 版 .北京：北京大学医学出版社，2013：102–103.

2. 郭应禄，胡礼泉 . 男科学 . 北京：人民卫生出版社，2004：88-89.

3. 白文俊，王晓峰 . 现代男科学临床聚焦 . 北京：科学出版社，2017：7-15；227-228.

4. Christopher J.De Jong，Christopher L.R.Barratt，主编 . 李铮，陈苏红，何祖平，主译 . 精子细胞 - 生成成熟受精再生 . 上海：上海科学技术文献出版社，2014.

5. 田秦杰 . 性发育异常田秦杰 2016 观点 . 北京：科学技术文献出版社，2016：63-64.

004 完全型雄激素不敏感综合征一例

病历摘要

　　患者，43 岁，社会性别女性。主诉：社会性别女性，发现染色体核型男性 15 天。患者 20 余天前因发现反复腹水 4 年余，收住北京大学人民医院消化内科，住院期间生殖系统彩超提示：无子宫和卵巢，双侧腹股沟区有类似睾丸结构。染色体核型分析示：染色体核型为 46，XY。考虑患者为男性假两性畸形，患者认同社会性别为女性，现为切除双侧睾丸转入泌尿外科。患者 8 年前因膀胱癌于北京大学第三医院行经尿道膀胱肿瘤电切术，病理回报：低级别尿路上皮癌，术后膀胱药物灌注化疗 2 年。不明原因间断腹胀、腹痛伴腹水 4 年余。高血压病史 2 年，目前安博诺 1 片，口服，1 次 / 日，血压控制在 130/80mmHg。发现多囊肾、脂肪肝 2 年。患者本人未婚未育，大姐已婚已育，二姐已婚未育，原发性闭经，无阴毛及腋毛，两个姨妈均已婚未育，月经史不详，查体不详。查体：女性外貌，无喉结，乳腺外观女性，外生殖器外观女性，无阴毛及腋毛，尿道及阴道均存在。双侧腹股沟可触及蚕豆大小的肿物，无红肿及压痛，活动度可，边界清晰（图 2）。

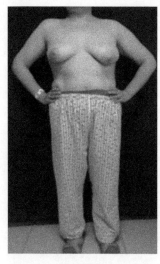

图 2　患者典型的女性外貌

辅助检查

（1）腹部超声：①双侧腹股沟条状低回声，与腹腔相通，长度随腹腔压力变化大小有变化，最厚处约 1.1cm，最远处可达右侧大阴唇旁，其内椭圆形无回声，范围 3.0cm×1.1cm，无回声旁见圆形低至无回声结构，大小 1.0cm×0.9cm，其内未见明显彩色血流信号；②超声造影：经右肘正中静脉注射超声造影剂声诺维，分别先后注入 2.4ml、1.0ml 及 1.0ml，观察圆形低至无回声结构，其内未见明显造影剂灌注。超声造影提示：双侧腹股沟上述结构，其中低至无回声结构（造影未见明显血流灌注）首先考虑类似睾丸结构，其旁条状低回声为男性附件可能。

（2）盆腔核磁增强扫描：子宫显示不清。双侧附件区未见明显异常强化肿块影。膀胱充盈良好，膀胱壁未见异常增厚，腔内未见明确异常信号。所见肠管无扩张，未见异常积气积液。盆腔未见明显积液，未见明显增大淋巴结，双侧腹股沟区散在小淋巴结，近腹股沟区可见盆腔内小囊状影。子宫显示不清，子宫发育不良？请结合临床相关病史。

（3）实验室检查：染色体核型分析：46，XY，男性核型。性腺六项提示：睾酮 4.13nmol/L（参考值：< 2.60nmol/L），促黄体生成素、促卵泡生成素、雌激素、孕激素及催乳素均在正常参考值范围内。

初步诊断

①男性假两性畸形；②雄激素不敏感综合征（完全型）；③膀胱瘘；④多囊肾（双侧）；⑤高血压病；⑥脂肪肝；⑦膀胱癌术后。

治疗经过及转归

完善相关检查后，患者选择社会性别为女性，于 2016 年 11 月 18 日行腹腔镜下双侧隐睾切除术 + 腹腔镜下膀胱修补术。术中在内环口处发现睾丸（图 3），发现膀胱侧壁可见大小约为 3mm 的瘘口，行膀胱瘘口切除 + 修补术，腹股沟区肿块探查 + 切除术，术后送病理检查。术后病理结果显示：①睾丸（左、右侧）可见结节状增生的肿物，腺管增生，内衬卵圆形细胞，未见精母细胞及精子，免疫组化染色结果：CK（－），Vimentin（＋），EMA（－），a-inhibin（＋），Calretinin（＋），CD99（＋），WT-1（＋），MelanAm（－），Ki-67（1%＋）符合 Sertoli 细胞腺瘤，大小 1.7cm×1.5cm，直径 0.8cm，间质可见 Leydig 细胞巢状增生。左、右侧可见囊肿，被覆立方上皮，大小 3.5cm×1.5cm，2cm×1.8cm。②膀胱顶壁灶状尿路上皮非典型增生。

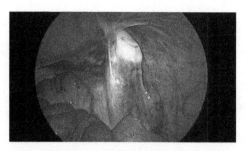

图 3 腹腔镜下可见内环口处的睾丸组织

术后 1 周患者恢复良好，痊愈出院。建议患者行阴道扩张及终身口服戊酸雌二醇 2mg/d 替代治疗，定期复查。

病例分析

回顾该患者的就诊过程，发现该患者具有典型的临床表现：自幼开始无腋毛、阴毛，乳腺发育不良。但未引起患者家属及临床医师的重视，导致误诊。腋毛及阴毛缺失是雄激素不敏感综合征（AIS，完全型）的典型临床特征。AIS 又称为睾丸女性化综合征，是由于雄激素受体基因（AR）异常导致雄激素受体活性减弱，靶器官对雄激素无应答，出现不同程度男性化不全的一种 x- 连锁隐性遗传病。

病因及发病机制

雄激素必须通过雄激素受体才能起作用。雄激素受体是一种配基（雄激素）依赖性转录因子，与糖皮质激素、盐皮质激素、孕激素、雌激素、维生素 D_3 和甲状腺素等受体同属一类，有类似的结构。雄激素受体是一种对雄激素有高亲和力的结合蛋白，通过诱导靶基因的转录，而介导睾酮和双氢睾酮的生理效应。游离的雄激素受体主要在胞浆，大部分在核周区，主要是在内质网和高尔基体上。雄激素能引起雄激素受体快速和完全地向细胞核内转移。雄激素与受体形成激活的雄激素 – 受体复合物后，通过雄激素受体的 DNA 结

笔记

合区与雄激素靶基因附近的雄激素反应元件结合，在靠近转录起始点处形成稳定的前起始复合物，从而促使 RNA 聚合酶 II 的有效转录起动，并与其他转录因子一起通过蛋白质间的相互作用而调节转录。雄激素作用模式见图 4。

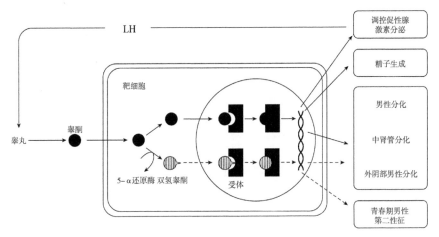

图 4　雄激素作用模式图

雄激素受体蛋白分子量为 110 ～ 114kDa，由 910 ～ 919 个氨基酸组成一单链多肽。由 N- 末端、DNA 结合和甾体结合三个功能结构域组成，它们分别有其独特的结构与功能。

1. N- 末端结构域

又称转录激活区，对靶基因的转录起关键作用，是与其他甾体受体差异最大的区域，因此也可能是雄激素受体抗原决定簇区。该结构域的大片段变异，对受体与激素的结合影响不大，但将不能诱导转录相关的酶，极大地影响转录活性。

2. DNA 结合结构域

含有 2 个锌指结构，这 2 个锌指结构是甾体受体共有的重要结构，它决定雄激素受体与靶基因 DNA 作用的特异性。第一个锌指结构与特异识别激素反应元件有关，激素反应元件位于基因组 DNA 中邻近靶基因的部位。第二个锌指结构富含碱性氨基酸，通过与 DNA

磷酸骨架接触而对稳定 DNA 受体蛋白质起重要作用。激素 – 受体复合物以受体的 DNA 结合结构域识别并与激素反应元件结合后，可刺激转录起始点附近形成起始前复合物并稳定该复合物，从而启动靶基因的转录。该区域是甾体受体中最保守的区域，与糖皮质激素、盐皮质激素、孕激素受体有 80% 的相同序列。

3. 甾体结合结构域

甾体结合结构域位于蛋白质的 C- 末端，受体在此区域与配基接触与亲和。该区域 5' 端尚包括一个铰链区，含有雄激素受体核定位信号的大部分信息，该信号在甾体激素受体中高度保守，通过该信号引导受体从胞浆进入细胞核内。雄激素与雄激素受体结合是受体激活的前提，该区域的丢失与变异，将导致受体无法与雄激素结合。

根据雄激素不敏感综合征中雄激素受体的结合力，可以将雄激素不敏感综合征分为四类：

（1）受体结合阴性：即缺乏与雄激素的特异性结合，常导致完全型雄激素不敏感综合征。

（2）受体结合下降：即结合的质量正常而受体数量减少，常引起临床不完全型雄激素不敏感综合征。

（3）受体结合质量异常，常引起临床不完全型雄激素不敏感综合征，包括：①热不稳定性；②受体水平的上调节缺陷；③配基与受体的解离加速；④对配基结合的特异性下降。

（4）受体结合阳性：即受体结合未发现异常，约占雄激素不敏感综合征的 1/10 ~ 1/3。临床可有完全型或不完全型雄激素不敏感综合征。绝大多数是甾体结合结构域以外的突变，如编码 DNA 结合结构域的外显子 2-3 区域的氨基酸密码突变而导致氨基酸的替换或部分氨基酸缺失。DNA 结合结构域或 N- 末端结构域区域突变的受体，对激素的亲和力可以正常，但却不能刺激靶基因足够的活化。

AIS 是在性发育全过程中由于雄激素受体编码基因突变导致细胞组织对雄激素不应答或部分应答导致生殖器发育畸形的疾病。患者染色体核型为 46，XY，通常使胚胎性腺发育成睾丸并分泌雄激素，男性胎儿于第 9 周时睾丸 Leydig 细胞开始分泌睾酮并刺激 Wollfian 管的 AR 受体应答，使其向附睾、输精管及精囊发育。而睾丸 Sertoli 细胞分泌的抗苗勒管抑制因子（AMH）则抑制苗勒管进一步发育为输卵管、子宫及阴道的上部。同时睾酮会在 5α- 还原酶的作用下形成活性更强的双氢睾酮，刺激尿生殖窦的 AR 受体应答，进一步形成正常的男性外生殖器。因此，AIS 通常表现为 Wollfian 管发育不良及外生殖器程度不同的男性化不全。AIS 为 X- 性连锁隐性遗传，对于女性携带者而言，其 46，XY 后代中患病的概率为 1/246，46，XX 后代中 1/2 为携带者。在遗传性别为男性的患儿中发病率为 1/99000 ～ 1/20000。本例患者的家族史符合 X- 性连锁隐性遗传规律（图 5）。

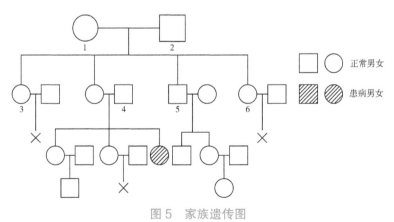

图 5　家族遗传图

临床分型

根据受体敏感程度的差异，临床上分为完全型 AIS（CAIS）、部分型 AIS（PAIS）和轻型 AIS（MAIS）。

1. CAIS

CAIS 为 AIS 一种极端表型，是由于 AR 受体完全失活表现为外生殖器正常女性表型。其临床特点有：①有女性习惯、呈女性体形和女性脂肪分布；某些病例呈类去睾体型，四肢长，手脚大。②有正常女性乳房，常伴过度发育倾向，但乳头发育有时呈青少年型。③往往伴腋毛和阴毛缺如；头发呈正常女性分布且无脱发，无胡须。④呈女性外阴，但阴唇尤其小阴唇可能发育不良，阴蒂发育正常或细小，阴道呈盲管状，但通常足以进行性生活。⑤女性内生殖器缺如。但有时可见始基子宫或其类似物及输卵管（临床观察发现约 1/3 的CAIS 患者苗勒管退化不全。发生机制不明，可能因雄激素受体参与苗勒管抑制因子作用所致）；睾丸在腹腔或腹股沟内。⑥性腺为未下降之睾丸，含有大量无造精功能的曲细精管，常伴间质细胞增生，并常见管状腺瘤，在少数病例可见大量纤维基质。⑦激素测定发现血清睾酮升高。促卵泡生成素和促黄体生成素在有些病例中升高。本例患者符合上述临床及病理特点，故诊断为雄激素不敏感综合征（完全型）。

2. PAIS

PAIS 界定范围广泛，受 AR 受体残存功能的影响使得临床表型差异极大。外生殖器可出现完全女性表型、大阴唇融合、间性外生殖器、尿道下裂和小阴茎等一系列异常表象。睾丸可出现于下降路线上任意的位置。青春期后外生殖器会出现不同程度男性化，而乳房发育程度与受体不敏感程度呈正相关。有数据显示青春期时 PAIS 血清促黄体生成素、睾酮、性激素结合球蛋白及雌二醇均显著性增高，而促卵泡生成素升高则不显著，可在正常范围内。

3. MAIS

MAIS 为 AIS 另一极端表型，目前认为不伴有外生殖器的异常，仅表现为不育、少精症或性毛稀疏等。幼年通常不影响正常生活，故儿童期鲜有报道。成年后可普遍出现阳痿及男子乳房女性化表现。

诊断

明确诊断 AIS 并准确分型是提供最佳的治疗与咨询的基础，对于性别选择、手术方式、手术时间、肿瘤发生率和性心理健康是至关重要的。目前常用的诊断标准：①染色体核型为 46，XY，性腺为睾丸；②临床表现为不同程度的男性化不全；③睾酮和（或）双氢睾酮高于或处于正常水平；④影像学检查或性腺组织活检未发现子宫、卵巢、输卵管等苗勒管结构；⑤青春期后毛发生长稀疏并伴不同程度乳房女性化；⑥排除其他引起男性假两性畸形疾病。满足以上雄激素不敏感的临床特点后，结合 *AR* 基因检测阳性可诊断。基因检测是可靠的诊断依据。本案中该患者在外院屡经误诊，行生殖系彩超未发现卵巢及输卵管，但发现双侧腹股沟隐睾后才引起临床医师的重视，完善染色体核型及手术探查发现睾丸才最终得以确诊。

鉴别诊断

1. Swyer 综合征

Swyer 综合征病因十分复杂，通常被认为与睾丸决定因子 SRY 有关，但有 10% ~ 15% 的 Swyer 综合征检测到了 *SRY* 基因异常。由于睾丸决定因子的异常，导致患者染色体核型为 46，XY，但原始性腺不能分化成睾丸，苗勒管因 Sertoli 细胞不能分泌 AMH 而发育为子宫。该病婴幼儿患者表现为完全女性表型，条索状性腺结构不易分辨，易与婴幼儿 CAIS 患者混淆，青春期后 Swyer 综合征患者常以原发性闭经就诊，也易与青少年 CAIS 患者相混淆。但与 CAIS 不同的是，影像学检查或性腺活检可见子宫影或条索性腺，内分泌检查促激素水平明显升高，雌二醇偏低，HCG 刺激试验睾酮反应不佳及青春期后第二性征发育不全。但仅靠临床特征诊断鉴别是不够的，对青春期前基因检测阴性的 CAIS 应保持怀疑态度，并需定期行盆腔 B 超或 MRI 检查。

2. 5α- 还原酶缺乏症（5αRD）

5αRD 是 46，XY DSD 的主要病因之一。5α- 还原酶 2 主要集中表达于生殖系统中，作用是将睾酮转化为与雄激素受体结合力更强的双氢睾酮。双氢睾酮能使尿道闭合，达到阴茎顶端，阴唇皱褶融合为阴囊及促进胎儿期阴茎的增长。当编码 5α- 还原酶的 *SRD5A2* 基因发生突变，酶活性丧失，上游产物（睾酮）堆积，下游产物（双氢睾酮）缺乏，导致患者外生殖器男性化不全，以阴茎阴囊型尿道下裂为多见，严重者也可表现为女性表型。男性内生殖系统较完好，出生后表型倾向女性而按女孩抚养者，在婴幼儿期时极易与 AIS 相混淆。Marta Berra 研究显示 28% 临床诊断为 PAIS 的患者被证实为 5αRD。青春期前切除性腺的女性患者则更不易与 CAIS 鉴别。故临床考虑 AIS 但 *AR* 基因阴性的患者需进行 *SRD5A2* 基因检测加以鉴别。通常诊断 5αRD 时依据基线或 HCG 刺激后双氢睾酮或睾酮 / 双氢睾酮。但是临床上该比率出现临界值或假阴性的情况较常见。有研究显示 5αRD *SRD5A2* 基因突变的阳性率达 95% ~ 100%。并提倡将 *SRD5A2* 基因检测作为首选检查。

3. 苗勒管永存综合征（PMDS）

PMDS 是一种罕见的假两性畸形，目前认为是由于编码抗苗勒管激素（AMH）基因或 AMH 受体（AMHR）基因突变引起的苗勒

笔记

管结构（即子宫、输卵管和上半部阴道）退化不全伴有正常男性化和 46, XY 基因型。临床表现基于内生殖器解剖分为男性型和女性型，两者睾丸功能均良好。男性型常表现为单侧腹股沟子宫疝或单侧睾丸位置异常；女性型表现为双侧隐睾，多位于盆腔内，且盆腔内有子宫和输卵管结构。因苗勒管多呈幼稚子宫样，B 超不能探查时易与 PAIS 相混淆。血清 AMH 测定正常有助于诊断本病，尤其是婴儿期，因为 AMH 浓度高峰出现在 2 岁以前，青春期后则维持在很低水平。但对于 AMHR 不敏感的患者血清 AMH 水平可同正常人。故对于该病特别是 ≥ 2 岁患者还需进行基因检测以确诊，约 85% 的患者可发现 AMH 或 AMHR 基因异常，诊断率较高。

4. 17β - 羟类固醇脱氢酶缺乏症（17βHSD）

17βHSD 与 5αRD 病因相似，是因 *HSD17B3* 基因缺陷导致 17β - 羟类固醇脱氢酶活性降低，雄烯二酮转化为睾酮障碍的一类常染色体隐性遗传病。不同程度的睾酮合成障碍导致该病临床可表现为女性至男性化不足等。诊断主要依靠睾酮／雄烯二酮比值降低，HCG 刺激试验后结合特异性基因的结果更准确，因其同工酶 5 型也有一部分还原酶的能力，17βHSD 可有一定量睾酮的合成，可出现正常的附睾、输精管、男性的声音及阴毛、腋毛生长，临床上可与 CAIS 进行鉴别。但当部分患者无法与 PAIS 区分时基因检测是有效的鉴别手段。

治疗

AIS 治疗的核心为性别选择，早期确诊对患者的生理、心理及家庭极为重要，同时也为性别选择争取了时间，创造了条件。此外，雄激素受体还遍布于一些不可再生组织，如皮肤、骨骼、肌肉和脑。因此患者的生长发育、骨骼及性心理问题也同样值得关注。

1. 性别选择

性别的认定是一个非常复杂的过程，不仅受心理因素影响，还与性激素及性连锁基因功能有关。早期人们认为心理性别只取决于养育方式、社会环境、自我学习及个人选择等，现有证据表明性激素对心理性别分化的影响远大于社会环境因素。胎儿期睾丸产生的睾酮对围生期胎儿大脑不可逆的男性化起主要作用。CAIS 的患儿通常按女孩抚养，脑内受体抵抗使其极少受到睾酮影响，与心理研究结果相符，CAIS 患者心理似正常女性，大多数认同女性性别并满意目前性生活状态。相比而言 PAIS 患者则会有不同程度的男性化倾向。Mattila 等以青少年和成人性别认定障碍问卷（GIDYQ-AA）进行的性别认定及角色定位研究发现，CAIS 患者比正常女性更易出现同性恋倾向，而性别量表（BSRI）指数显示 CAIS 的女性气质（BSRI-F）和男子气概指标（BSRI-M）均高于其他类型 DSD，这表明无论是 CAIS 或 PAIS，都具有"两性"性或"兼"性。因此，性别抉择是一大难题，一些患者具备足够自我认知能力后仍不知如何选择性别，而拒绝进行外科手术治疗。Meyer-Bahlburg 提出性别认定应基于生殖潜能、性功能、最简便的医疗处理、合适的性别外观、稳定的性别认同感和健康的性心理。其中最重要的是个体的自我期望，因此，慎重决定是否进行早期性腺或外生殖器矫形手术，并咨询有经验的医疗团队及长期进行心理辅导是十分重要的。

2. 性腺处理及激素治疗

（1）性腺处理：AIS 无论选择男性或女性，都建议尽可能保留性腺组织。存留的性腺一般能够保证青春期发育及骨骼健康，还为可能出现的性别转换提供机会。另外，睾丸活检也是 AIS 的通常处理方法。如 Swyer 综合征、Denys-Drash 综合征（DDS）和 Frasier

综合征（FS）等性腺恶变风险极高，如不能早期鉴别而保留性腺，可能造成严重的后果。虽然非正常位置的性腺组织有不同程度恶变的可能，但CAIS女性患者因其性腺恶变率<1%，建议20岁后再进行性腺切除术。

（2）外生殖器重建：尽管大多数CAIS患者阴道接近于正常女性，不提倡积极进行阴道延长手术，部分行阴道扩张即可；如患者阴道较短或呈浅凹状，则必须重建阴道以满足其性生活与心理发育需要。重建的方式有：阴道扩张术及阴道成形术。PAIS患者如果充分考虑后选择性别为女性，应尽早进行性腺切除术防止进一步男性化，并可以通过阴蒂缩短术及阴道成形术来改善外生殖器外观及功能。PAIS选择男性性别的患者需要进行睾丸固定术及尿道下裂修补术，严重者还需进行多期手术并且术后可能出现尿漏、排尿困难和射精困难等并发症的风险。术前准确的睾丸定位是制定手术方案的关键，B超定位阴囊和腹股沟区睾丸较敏感。MR也是较为有效的睾丸定位手段。

（3）激素替代治疗：CAIS及PAIS患者需要于青春期前或中后期进行性腺切除术，需要使用激素替代治疗来诱导青春期或维持第二性征，抑制促性腺激素过度分泌，优化骨骼健康，促进身心健康。

在本例中，该患者属于完全型雄激素不敏感综合征，乳腺发育良好，阴道稍短于正常女性，术前充分告知患者及家属，如术中发现双侧隐睾，则行双侧隐睾切除术，选择社会性别为女性。术中在腹股沟内环口处发现了双侧隐睾，切除了双侧腹股沟隐睾，术后病理检查证实为睾丸组织。术后建议患者行阴道扩张术及终身服用戊酸雌二醇替代治疗。

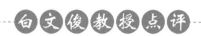

白文俊教授点评

　　该患者青春期后，出现原发性的闭经、缺乏阴毛及腋毛、乳腺发育不良，一直未引起患者及家属重视，导致患者未得到有效的治疗。近几年在外院就诊过程中屡经误诊，患者原发性闭经及无阴毛、腋毛等第二性征发育不全临床特点未引起临床医师的重视，最终在北京大学人民医院行相关检查，生殖系彩超并超声造影提示：未发现卵巢及输卵管，但发现双侧腹股沟隐睾。盆腔 MRI：子宫显示不清。双侧附件区未见明显异常强化肿块影。近腹股沟区可见盆腔内小囊状影考虑为子宫发育不良。最终完善染色体核型检查，核型为 46，XY 男性核型，手术探查发现睾丸及术后病理检查证实为睾丸组织。基因检测后才最终确诊为雄激素不敏感综合征（完全型），给予正确的治疗方案。导致该患者误诊的原因为患者、家属及临床医师缺乏对青春期发育异常的相关知识（如雄激素不敏感综合征），需加强对普通民众的日常性发育异常医学知识的普及教育，对于妇产科及泌尿男科医师更需加强青春期发育异常的临床诊断和治疗的学习，提高对此类疾病的早期诊断和早期治疗。

参考文献

1. 郭应禄，胡礼泉. 男科学. 北京：人民卫生出版社，2004：1418-1430.

2. 廖二元. 内分泌代谢病学 3 版. 北京：人民卫生出版社，2012：1854-1862.

3. 魏恩，KAVOUSSI，NOVICK，等. 郭应禄，周利群，主译. 坎贝尔 - 沃尔什泌尿外科学 9 版. 北京：北京大学医学出版社，2009：3993-4065.

4. 吴阶平. 吴阶平泌尿外科学. 山东：山东科学技术出版社，2013：471-528.

笔记

5.Eberhard Nieschlag，Hermann M Behre，Susan Nieschlag，主编 . 李宏军，李汉忠，主译 . 男科学 – 男性生殖健康与功能障碍 .3 版 . 北京：北京大学医学出版社，2013.

6. 韩骅，蒋玮莹 . 临床遗传学 . 北京：人民卫生出版社，2010：310–345.

7. 巩纯秀，王稀欧 . 雄激素不敏感综合征的诊断现状和治疗 . 中国循证儿科杂志，2015，10（5）：376–380.

005 罗伯逊易位伴球形精子症一例

病历摘要

患者，男性，27 岁。主诉：结婚四年未育。患者结婚四年未育，性生活正常，女方正常。体格检查：发育正常、营养中等。专科查体：身高 168cm，体重 60kg，阴茎 10cm，无包皮过长，双侧睾丸约 16ml，质地未及异常，双侧输精管可触及，双侧精索静脉未及曲张。

超声检查：阴囊、泌尿系彩超未见明显异常。精液：精液量 1.5ml，pH 7.3，密度：30.65×10^6/ml，a 级 3.23%，b 级 13.71%。电镜示：精子头部畸形，100% 为球形精子，线粒体发育异常。激素水平正常。染色体核型：45，XY rob（13、14）（q10，q10）。

诊断：①睾丸生精功能障碍（球形精子症、弱精子症）；②罗伯逊易位（简称：罗氏易位）。

笔记

治疗方案：建议行三代试管婴儿（PGD），行胚胎植入前遗传学诊断，以筛查存在染色体异常结构的胚胎，从而减低妊娠失败的风险。

治疗转归：患者行 3 次 PGD，均未成功（其中 1 次胎停育）。

病例分析

不育原因

1. 球形精子症

球形精子是一种少见的畸形精子，临床发病率 <0.1%，表现为精子缺乏顶体帽及顶体酶。精子形态异常还可包括核染色质、中段及线粒体鞘，部分患者与 *SPATA16*（3q26.31）基因变异有关。由于缺乏顶体帽及顶体酶，球形精子无法穿透卵子透明带，因此自然状态下无法受孕。球形无顶体精子症可接受卵胞浆内单精子注射技术（ICSI）治疗，受精率 20% ~ 35%。精子缺乏活化卵子的因子，胚胎发育差，胚胎植入着床率很低。

2. 罗氏异位

罗氏易位为相互易位的一种特殊形式，通常又称为着丝粒融合；两条近端着丝粒染色体的融合（13，14，15，21，22），不育男性发生率是正常人的 10 倍以上；部分男性携带者可能表现为生精阻滞，原因是减数分裂时，染色体配对障碍，干扰 X–Y 二价体形成。两条近端着丝粒染色体在着丝粒处或其附近断裂后形成两条衍生染色体，一条由两者的长臂构成，几乎具有全部遗传物质；而另一条由两者的短臂构成，由两个短臂构成的小染色体，由于缺乏着丝粒或因几乎全由异染色质组成，故常丢失。罗氏易位的携带者尽管只有 45 条染色体，但除有男性不育外，没有表型异常表现，这是因为易位染色体几乎包括了两条长臂的全部，没有基因的大量丢失。在减数分裂时，由于由两条短臂构成的小染色体丢失，故在联会时只有三条染色体参与，形成三价体；三价体的分离方式有 3 种，即交替式（同源着丝粒各走向一极，结果产生 1 种正常的和 1 种平衡易位的配子）、邻式 –1 和邻式 –2；同源着丝粒均走向一级，亦即易位染色体与某一条正常染色体同走向一极，结果均形成二体（重复）或缺体的配子，这种配子在受精后形成三体性或单体性的合子，由于缺体的配子通常是致死的，因而实际上可能参与受精的配子只有 3 种：正常的、带有平衡易位的和导致三体性的配子。罗伯逊易位分非同源染色体罗氏易位和同源染色体间罗氏易位。非同源染色体罗氏易位其生殖细胞在减数分裂过程中能形成 6 种配子，1 种是正常的，1 种是平衡携带者，其他均为非平衡配子，故理论上产生的精子有 1/6 是正常的。同源染色体间罗氏易位其生殖细胞在减数分裂过程中理论上只能形成 2 种配子，受精后不可能有正常核型的后代出生，出生子代或为三体综合征，或妊娠失败。

妊娠失败原因

患者罗氏易位同时伴球形精子畸形致男性不育，非同源染色体罗氏易位，理论上其生殖细胞在减数分裂过程中能形成 6 种配子，1/6 精子是正常的，1/6 是平衡携带者，其他均为非平衡配子，有自然受孕可能，自然怀孕，可能会反复流产，妊娠失败。患者同时伴有球形精子畸形，穿卵受阻，影响受孕。且球形精子缺乏活化卵子的因子，胚胎发育差，易胎停育。

罗伯逊易位与球形精子症的关联

罗伯逊易位携带者 3% ～ 27% 的精子染色体可出现易位，并与严重的少精子或无精子相关。不仅体细胞的染色体异常，生殖细胞染色体也异常，这就使生精细胞在减数分裂过程中发生障碍，形成

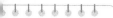
不平衡的配子，导致生精阻滞或产生畸变的精子，但罗氏易位与精子球形畸形之间有无作用和联系，目前无明确关系。

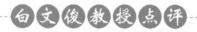

非同源染色体平衡易位理论上可产生 1/6 的正常精子，从遗传学的角度看，有正常生育机会，但很低，易反复流产，故一般建议三代 PGD。球形精子症，精子无法穿透卵子透明带，自然状态下无法受孕，可行 ICSI 治疗。此患者非同源染色体平衡易位伴球形精子症，即使理论上有 1/6 的正常核型精子，但精子缺乏顶体帽及顶体酶，不能穿卵受孕，故无正常生育概率，建议患者行三代 PGD。

006 颅咽管瘤所致垂体功能减退一例

病历摘要

患者，男性，22 岁。主诉：阴茎不能维持勃起半年余。该患者自幼发育迟缓，近半年来伴勃起困难，晨勃偶有，伴有性欲减退。平时性取向正常，与女友感情好。自幼略肥胖，胡须及阴毛稀疏。既往否认高血压、糖尿病病史，无吸毒史及精神病史。查体：颅形正常，智力正常，胡须、体毛明显稀疏，阴茎发育正常，阴囊

发育正常，阴囊色素沉着浅，阴毛稀疏，Tanner 分期为 G2 期。余未见明显异常。辅助检查：焦虑抑郁情绪测量表（HAD 量表）评分：A13 分、D9 分（参考值：A < 7 分、D < 7 分）。激素：催乳素（PRL）885.81μIU/ml（86.00 ~ 390.00μIU/ml），促黄体生成素（LH）0.4mIU/ml（1.7 ~ 8.6 mIU/ml），促卵泡生成素（FSH）0.4mIU/ml（1.5 ~ 12.5mIU/ml），睾酮（T）< 0.025ng/ml（2.800 ~ 8.000ng/ml），雌二醇（E$_2$）< 5.0pg/ml（13.5 ~ 59.5pg/ml）。骨密度扫描：骨密度正常。影像学检查左手及左腕骨骨骺线闭合，成人骨龄（图 6）。头颅核磁扫描结果为垂体瘤（图 7、图 8）。

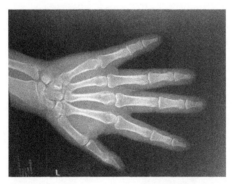

图 6　左手 X 线片显示为成人骨龄

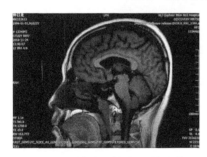

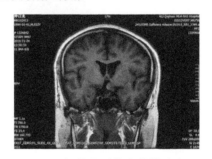

图 7　矢状位垂体占位性改变　　图 8　冠状位垂体占位性改变

诊断：垂体瘤（实际为颅咽管瘤）；高催乳素血症；垂体功能减退。

诊疗计划：建议药物治疗，但该患者坚决要求手术，去北京天坛医院手术治疗。

术后病理回报：颅咽管瘤。

术后治疗：绒毛膜促性腺激素（HCG）2000U，一周两次皮下注射。

术后复查激素：PRL 63.40ng/ml（2.64 ~ 13.13ng/ml，我院参考值已改），LH 0.30mIU/ml，FSH 0.30mIU/ml，T 1.40ng/ml，E_2 60pg/ml。

术后应用 HCG 后情况：该患者阴毛及胡须生长较明显，Tanner 分期为 G3 期，勃起功能改善明显，硬度达到 III 级。

病例分析

颅咽管瘤又称拉克（Rathke）囊瘤、垂体管瘤、垂体造釉细胞瘤、鞍上囊肿等。有人认为是胚胎期颅咽囊残留上皮发生的肿瘤，不属于内分泌肿瘤。该瘤约占颅内肿瘤的 1% ~ 5%，多见于 20 岁以前的青少年，大多数肿瘤位于蝶鞍上，也可位于蝶鞍外沿颅咽管的各部位。肉眼观：肿瘤有假包膜，与周围组织粘连，呈浸润性生长，其生物学行为属低度恶性肿瘤。肿瘤大小不一，一般直径 3 ~ 5cm，切面可为实性或单、多囊性。囊内可含暗褐色液体；光镜下：瘤组织似造釉细胞瘤。瘤细胞排列成巢，细胞巢周边有 1 ~ 2 层柱状细胞，稍内为棘细胞，向中心逐渐变成星状细胞或坏死、液化形成囊，可有胆固醇结晶和钙盐沉积，囊壁内由鳞状上皮构成。

该患者初诊时诊断为垂体瘤。颅咽管瘤与垂体瘤的区别：颅咽管瘤与垂体瘤易相混淆，可生长在鞍内或鞍旁或鞍内外同时生长。典型的颅咽管瘤与垂体瘤不难鉴别，颅咽管瘤多在儿童或青春前期发病，垂体内分泌功能低下，发育停止，呈侏儒型；蝶鞍可正常或扩大，有时后床突破坏，附近骨质侵蚀，鞍区常有钙化斑，肿瘤常呈囊性，有时囊壁呈蛋壳样钙化，肿瘤内囊液为绿色液体，有时稠如机油，内含胆固醇结晶。垂体瘤成人多见，内分泌改变呈现特征性表现，多有视力和视野改变，蝶鞍扩大，肿瘤呈实质性，钙化较少见。成人颅咽管瘤多为实质性，视力视野缺损，内分泌功能减退，难与垂体瘤鉴别，需病理检验方能确诊。

该患者就诊时的诊疗思路

该患者的诊疗过程：该患者来诊时自诉为近半年来勃起困难，诱因为半年前无明显诱因即出现勃起功能障碍（erectile dysfunction, ED）。该患者性取向正常，并无同性恋倾向，未使用过精神类药物，无吸毒史。考虑该患者为焦虑所致勃起功能障碍，并测试 HAD 量表评分，提示 A（焦虑）13 分、D（抑郁）9 分，证实该患者既有焦虑又有抑郁情绪。考虑焦虑抑郁情绪可能干扰性腺轴，于是查性激素水平，发现 PRL 增高（885.81μIU/ml），同时伴有睾酮低下（T < 0.025ng/ml）。因此考虑高催乳素血症，查核磁提示脑垂体瘤。因睾酮低下，查骨密度，提示正常。因"核磁诊断明确"，该患者去北京天坛医院手术治疗。

该患者因 ED 来诊，就诊当时考虑心理性 ED 可能性大，HAD 评分提示焦虑。焦虑症和抑郁症是心境障碍的主要类型，其具体的发病机制目前仍在探索中。下丘脑－垂体－性腺轴（HPGA）的改变与抑郁症具有相关性。抑郁症患者存在 HPGA 功能紊乱，具体表现为 HPGA 功能下调，HPGA 与单胺类神经递质、褪黑素及脑组织胶原性神经营养因子等相互作用介导抑郁症的发生、发展。为排除 HPGA 功能紊乱，故查性激素水平，发现高催乳素血症，继而查垂体核磁发现垂体瘤（实际为颅咽管瘤继发引起高催乳素血症）。此处容易误诊，如直接给予 5 型磷酸二酯酶（PDE5）抑制剂治疗勃起功能障碍可能掩盖病情，同时该患者睾酮低下（患者激素水平结果汇

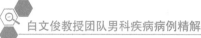
报后困惑为何睾酮为去势水平），单纯应用 PDE5 抑制剂可能疗效不佳。

该患者 PRL 增高，同时 LH、FSH、T 均降低，提示高催乳素血症。高催乳素血症的病因主要有生理性、药物性（干扰 DA 的药物）和病理性。而病理性原因主要有：①下丘脑病变：如颅咽管瘤、神经胶质瘤、结节病、结核等压迫垂体柄。②垂体疾病：催乳素型垂体微腺瘤、垂体促生长激素腺瘤、促肾上腺皮质激素腺瘤等。③系统性疾病：原发性甲状腺功能减退、慢性肾衰竭、严重肝病等。该患者核磁检查发现垂体瘤，可明确诊断。该患者 LH、FSH 及 T 均显著降低，说明颅咽管瘤已经影响该患者的垂体功能，睾酮水平极低，已低至去势水平，为低促表现，不能通过负反馈作用增高 LH 及 FSH，说明该患者垂体瘤已经影响垂体的内分泌功能（可能影响垂体柄功能的原因：肿瘤损及垂体门脉系统或直接侵及腺垂体可引起腺垂体功能减退，肿瘤破坏下丘脑 TRH、CRH、GnRH 神经元可分别引起 TSH、ACTH 和促性腺激素的不足）。该患者病理为颅咽管瘤，实际为全垂体功能减退。当时患者就诊时未意识到为全垂体功能减退，此因男科医师对内分泌科疾病及神经外科疾病认识不足所致。

该患者就诊时诊断为垂体瘤（病理为颅咽管瘤，当时误诊为垂体瘤），如为垂体瘤首先考虑是否需要治疗，仅有血催乳素水平增高而无其他表现，可随诊观察。而该患者为颅咽管瘤，PRL 增高可能由于肿瘤阻断催乳素释放抑制激素（PIH）进入垂体，使 PRL 分泌和释放增加相关。回顾性分析发现，该患者是否需要治疗已无争议，由于微创技术的发展，外科手术为颅咽管瘤的首选治疗方法。该患者术后 PRL 明显降低，但仍高于正常水平，可随诊观察。

具体药物治疗选择的讨论

该患者术后因垂体功能问题，应继续定期复查，了解激素水平。

1. 甲状腺功能

促甲状腺激素细胞（thyrotroph，TSH cell）是一种嗜碱细胞，位于腺垂体的远侧部胞质边缘，此细胞分泌的促甲状腺激素（thyrotropin或 thyroid stimulating hormone，TSH）能促进甲状腺激素的合成和释放。该患者自幼因肿瘤导致垂体原因引起甲状腺功能受损，故促甲状腺激素（TSH）增高，而游离甲状腺激素（Free Thyroxine，FT4）降低。表现为甲状腺激素的高促，可给予左甲状腺素钠片（商品名：优甲乐）口服治疗，初始剂量 25 ~ 50μg，维持剂量 50 ~ 100μg。

2. 肾上腺功能

促肾上腺皮质激素细胞（corticotroph，ACTH cell）是一种嗜碱性细胞，位于腺垂体远侧部，此细胞分泌促肾上腺皮质激素（adrenocorticotropin，ACTH）和促脂素（lipotropin 或 lipotrophic hormone，LPH）。前者促进肾上腺皮质分泌糖皮质激素，后者作用于脂肪细胞，使其产生脂肪酸。该患者可考虑采用氢化可的松或可的松口服治疗。

3. 睾丸功能

促性腺激素细胞也是一种嗜碱性细胞，位于腺垂体远侧部，该细胞分泌 FSH 和 LH。LH 在男性则刺激睾丸间质细胞分泌雄激素睾酮。该患者术后表现为低促，LH 及 FSH 均降低，因促性腺激素细胞位于腺垂体远侧部，促甲状腺激素细胞也位于腺垂体远侧部，TSH 增高，故考虑腺垂体远侧部功能应正常，而 LH 及 FSH 降低则可能是下丘脑受肿瘤或手术累及或垂体门脉系统受累所致 GnRH 分泌减少。故睾酮低下，治疗可每日外源性补充十一酸睾酮 120mg。

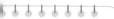

如结婚后有生育愿望，应用 HCG 2000U 每周 2 次皮下注射治疗，改善生精功能。

白文俊教授点评

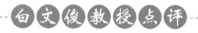

颅咽管瘤多就诊于脑外科及内分泌科，以首发症状就诊于男科的患者数较少，男科医师对此疾病认识不足，容易走弯路及误诊，应增加对于与男科疾病相关其他科室疾病的学习与认知，丰富男科专科医师的知识面，做到诊断准确，治疗合理。

参考文献

1. 李玲，谢华，戴剑峰. 下丘脑－垂体－性腺轴与抑郁症相关性的研究进展. 医学综述，2014，20（21）：3872-3874.

007 特发性低促性性腺功能减退症一例

病历摘要

患者，男性，21 岁。主诉：第二性征及外生殖器发育迟缓 6 年。阴茎可勃起，无遗精，嗅觉正常。无类似家族史。曾与 2012 年 8 月就诊诊断为“青春期发育延迟”，口服十一酸睾酮胶丸 40mg，每日 1 次，2016 年至今未服药。查体及辅助检查见表 1、表 2。

笔记

表 1　两次体格检查情况

时间	身高（cm）	体重（kg）	第二性征			
			胡须及喉结	阴毛（P）和生殖器（G）	睾丸体积（ml）	阴茎牵拉长度（cm）
2012 年 8 月	173	52	无	P1G1	3	2
2017 年 4 月	185	80	无	P2G1	3	2

表 2　两次辅助检查结果

时间	促卵泡生成素（FSH）	促黄体生成素（LH）	睾酮（T）	催乳素（PRL）	雌二醇（E$_2$）	骨龄	头颅核磁	染色体核型
2012 年 8 月	0.37 mIU/ml（参考值：2.97 ~ 6.82）	0.20 mIU/ml（参考值：1.18 ~ 3.54）	0.13ng/ml（参考值：3.8 ~ 7.77）	3.8 ng/ml（参考值：<18.5）	19.19 pg/ml（参考值：< 31.64）	13.5 岁	未见异常	46, XY
2017 年 4 月	0.07 mIU/ml（参考值：1.0 ~ 19.26）	0.14 mIU/ml（参考值：0.9 ~ 12.5）	0.74ng/ml（参考值：1.6 ~ 10）	84.59 μIU/ml（参考值：35 ~ 480）	146.69 pg/ml（参考值：0 ~ 360）	14.5 岁		

诊断：特发性低促性性腺功能减退症（IHH）。

诊疗计划：①调节下丘脑 - 垂体 - 性腺轴完成青春期发育。②促进睾丸发育，产生精子解决婚龄生育问题。③维持性功能。

治疗：HCG 2000U+HMG 75U，肌内注射，每周 2 次。

病例分析

诊断与鉴别诊断

1. IHH 与 Kallmann 综合征（KS）

两者均属于低促性性腺功能减退症（HH），伴有嗅觉障碍的称为 Kallmann 综合征，无嗅觉障碍的称为 IHH。目前已发现导致 HH 的突变基因有 20 余种，如 KAL1、FGFR1、FGF8、PROK2、PROKR2 等，但仍有多数突变基因尚未发现。

IHH 约 2/3 患病人群为散发，约 1/3 通过常染色体显性及常染色体隐性遗传。之所以称为 IHH 是因为以往病因尚不清楚，而随着分子技术的发展，已有 1/3 ～ 1/2 的 HH 患者可通过基因检测得到确诊，因此，近期有学者提出用"先天性低促性腺激素性性腺功能减退症（CHH）"命名更为合理。IHH 是以下丘脑神经元合成或分泌促性腺激素释放激素（GnRH）缺陷为特征，垂体和性腺的功能正常或存在缺陷。LH 及 FSH 水平低或者正常，骨龄落后于实际年龄，睾酮水平低。青春期发育多数不能启动，而少数患者可能由于下丘脑 - 垂体保留部分功能，青春期发育可启动，但不经治疗第二性征均难以达到成人水平。

KS 约 2/3 患病人群为散发，约 1/3 通过 X 连锁、常染色体显性和常染色体隐性遗传。KS 由于基因功能异常导致 GnRH 神经元的正常迁徙、嗅球的发育及 GnRH 神经元轴突向正中隆起的投射过程异常。导致起源于嗅基板的 GnRH 神经元不能迁徙、定位于下丘脑，导致机体缺乏 GnRH 的分泌，引起下丘脑 - 垂体 - 性腺轴功能低下，青春期启动障碍或启动后发育障碍，同时伴有嗅觉缺失或减退。其临床表现差异较大，每个生理时期有不同表现，胎儿期（15 ～ 40 周）至学龄期可表现为隐睾，小阴茎；青少年时期可表现为青春期发育延迟，第二性征不足；青壮年时期可表现为不育症，性腺功能减退；其他还可伴有眼动异常、先天性上睑下垂、听力损害、单侧肾发育不良及缺齿等。

2. IHH 与体质性青春期发育延迟

都属低促性腺功能减退，都有不同程度的青春期发育障碍，不同的是体质性青春期发育延迟最终都会自主地完成青春期发育全过程，但是，个体间开始发育的年龄存在很大的差异，没有明确的界限，所以两者鉴别比较困难。主要可以从以下几方面考虑：

（1）家族史：了解父母的生长发育情况，体质性青春期发育延迟患者其父母可能发育相对较晚。

（2）LHRH 兴奋试验：如骨龄已接近或达到正常青春期发育启动的年龄，一次性静脉推注 LHRH 100mg，测定 LHRH 刺激后 LH 水平，如 LH 峰值 > 7.6mIU/ml，则体质性青春期发育延迟可能性大，并提示患者在随后的 0.5 ~ 1 年会出现明显的青春期发育；如实际骨龄远小于青春期发育启动年龄，则单次静脉推注 LHRH 兴奋试验不能有效帮助鉴别体质性青春期发育延迟与低促性腺激素性性腺功能减退症。

（3）基因检测有助于一些特殊类型的低促性腺激素性性腺功能减退症的诊断。

（4）随诊观察：体质性青春期发育延迟的患者，随诊 2 ~ 4 年后，一般都会出现青春期发育，而 IHH 的患者，则表现为青春期发育停滞不前或仍无青春期发育的迹象。但若达到青春期发育年龄仍无发育或发育迟缓，如对身心、学习、生活造成影响的，不必在意诊断的鉴别，需要治疗干预。

不同时期 IHH 的治疗与选择

1. 青春期前 IHH 的治疗

青春期发育前确诊 IHH 很困难，但对于临床上高度疑似的儿童，如小睾丸、隐睾、小阴茎等，可根据表现给予相应的治疗。

（1）隐睾的治疗：①0 ~ 6 个月：观察能否自行下降至阴囊。②6 ~ 12 个月：可选择 HCG 肌内注射，但可能导致生精细胞凋亡增加。③12 个月以上：睾丸下降固定。

（2）小阴茎的治疗：小阴茎是指阴茎牵拉长度短于平均值以下2.5SD，可根据年龄选择口服或静脉注射睾酮3～6个月。治疗上仍缺乏循证医学证据，而且如果药物剂量过大或治疗时间过长可能导致骨骺的提前闭合。

2. 青春期发育异常的治疗

（1）等待观察，可减少人为的干预，部分可能自然启动青春期发育，但发育迟缓或不能完成发育。同时，由于发育迟缓，第二性征发育慢于同龄人，影响智力，可能对心理造成不良影响。所以，等待观察时要全面考虑患者的情况，必要时可给予适当的药物干预。

（2）全模拟：GnRH泵；部分模拟：HCG，HMG；终端模拟：睾酮制剂。

（3）初始治疗时，选小剂量，短效雄激素睾酮，模拟青春期发育早期雄激素分泌模式，达到满意身高或骨骺闭合，雄性化充足后可过渡到长效雄激素制剂，睾酮治疗对于睾丸生精目前并无明确影响。HCG治疗也应从小剂量开始。

3. 生育年龄IHH的治疗

（1）无生育要求者：睾酮替代治疗，以症状改善为主，兼顾血清睾酮水平。

（2）有生育要求者：全模拟采用GnRH泵；部分模拟采用HCG，HMG。

（3）生育年龄的促生精治疗无充分证据显示差于早期的治疗效果，所以延期促性腺治疗。患者睾丸生精细胞是否凋亡增加，生育力降低还有待于对照。

4. HCG+HMG与GnRH泵的选择

（1）HCG+HMG与GnRH泵治疗IHH的疗效目前无显著差异，

GnRH 泵治疗的样本少，经验不足，还需进一步研究。

（2）GnRH 泵需要自行操作，患者的依从性差。

（3）如果 HCG+HMG 促生精治疗失败，可以使用 GnRH 泵作为 IHH 的另一种治疗方法。

5. 诊断

此患者为低促性性腺功能减退，睾酮水平低，骨龄落后于实际年龄，青春期年龄后仍无青春期发育迹象，但嗅觉正常，可诊断为 IHH。

患者有生育要求，治疗上应用促性腺激素（HCG 2000U+HMG 75U，肌内注射，每周 2 次）调节下丘脑 – 垂体 – 性腺轴完成青春期发育，直至睾丸产生精子解决生育问题。同时，每 3 ~ 4 个月监测第二性征及性激素水平变化。生育问题解决后以睾酮替代治疗以维持第二性征及性功能。

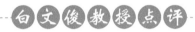

白文俊教授点评

IHH 是以下丘脑神经元合成或分泌 GnRH 缺陷为特征，垂体和性腺的功能正常或存在缺陷。多数为散发，约 1/3 以常染色体显性及常染色体隐性遗传。表现为青春期发育不能启动或不完全，FSH/LH 及 T 水平低下，骨龄落后于实际年龄，而此类患者睾丸结构及功能储备基本正常，只是长期缺乏促性腺激素的兴奋作用而处于幼稚状态，多数通过促性腺激素治疗可能恢复生育功能，目前常用 HCG 2000U+HMG 75U，肌内注射，每周 2 次，3 ~ 4 个月复查性激素。

参考文献

1. 刘儒雅，李小英 . 特发性低促性腺激素性性腺功能减退症的遗传学研究进展 . 中华内分泌代谢杂志，2012，28（3）：244-248.

2.Bonomi M，Libri DV，Guizzardi F，et al.New understandings of the genetic basis of isolated idiopathic central hypogonadism.Asian J Androl，2012，14（1）：49-56.

3.茅江峰，窦京涛，伍学焱.特发性低促性腺激素性性腺功能减退症诊治专家共识解读.实用内科杂志，2016，36（3）：204-207.

4.白文俊，于志勇.男性青春期发育以及发育异常的处理.中华临床医师杂志：电子版，2012，6（13）：3483-3485.

008 颅脑外伤后继发性卡尔曼综合征一例

病历摘要

患者，男性，31岁。主诉：颅脑外伤6年，婚后不育2年。患者6年前因高处坠落致颅脑外伤，出现鼻腔流血流液、球结膜出血、两瞳孔不等大，当时诊断为：颅底骨折、脑挫裂伤、右侧动眼神经麻痹。经保守治疗，2个月后动眼神经功能恢复，瞳孔等大，但嗅觉较受伤前明显减退，6年来一直未能恢复（受伤前正常，现仅能区分强烈气味）。体格检查：身高172cm，体重80kg，第二性征表型正常，胡须、腋毛及阴毛分布正常，喉结突出，阴茎发育可，双侧睾丸等大约12ml，质地韧，弹性良好，双侧输精管可触及，附睾未及结节。辅助检查：多次精液检

笔记

查示精液量少，pH等检查正常，但均提示无精子，离心后沉渣未见精子。

就诊时性激素检查结果：睾酮（T）5.26nmol/L（参考值：6.07 ~ 27.10nmol/L），促黄体生成素（LH）0.17U/L（参考值：1.24 ~ 8.62U/L），促卵泡生成素（FSH）0.76U/L（参考值：1.27 ~ 19.26U/L），雌二醇（E$_2$）0.0540nmol/L（参考值：0 ~ 0.2400nmol/L）。甲状腺、肾上腺功能正常。患者自述此前已于当地医院应用药物治疗，具体不详，故睾酮水平较治疗前明显升高，治疗前睾酮、促黄体生成素、促卵泡生成素均非常低。生殖系统B超提示双侧睾丸约12ml，前列腺4.0cm×3.5cm×3.0cm，双侧精囊未见扩张。骨龄满18岁。染色体核型为46，XY。垂体及鞍区MRI：垂体欠对称，垂体左侧部分较薄，蝶窦囊肿，双侧额叶底部异常信号，软化灶可能性大（图9）。

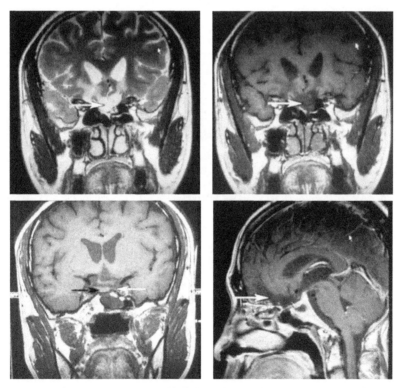

图9　垂体核磁（矢状位示垂体前方额叶底部嗅区长 T$_1$ 信号；冠状位，黑箭头提示正常垂体，白箭头提示左侧叶较薄，垂体两侧叶不对称）

初步诊断：颅脑外伤后继发性卡尔曼综合征（Kallmann综合征）、无精子症。

治疗方案：患者治疗的主要目标是促进生精、完成生育，可采取全模拟（GnRH脉冲泵治疗）和部分模拟治疗（HCG+HMG或rFSH），达到生育目的后，可改用终端模拟（睾酮替代或补充）。患者应用HCG（2000U每周2次）+HMG（75U每周2次）治疗半年，精液量增加，睾酮水平提高，但精液中未见精子。建议患者继续治疗，但此后患者未继续上述治疗，于当地医院行睾酮治疗。目前患者无任何治疗，性功能正常，精液量正常，但仍未解决生育问题，下一步治疗仍建议患者继续应用HCG+HMG治疗。

病例分析

Kallmann综合征典型的临床表现是促性腺激素缺乏、性腺功能低下和嗅觉障碍三大特点。性腺功能低下是继发于下丘脑GnRH不足或缺乏的结果，目前均认为是一种少见的先天遗传性疾病。

发病机制是由于胚胎早期*KAL1*、*FGFR1*、*FGF8*、*PROKR2*和*PROK2*等几个基因缺陷，影响GnRH神经元迁移及嗅球、溴束的形成，男性发病率约1∶8000，常表现为第二性征及外生殖器发育不良、无精甚至无精液，女性发病率约1∶50000，表现为乳房、外生殖器、子宫发育不良，闭经等。

分析患者受伤时临床表现具有鼻腔流血流液、球结膜出血等特点，为颅前窝颅骨骨折。根据解剖特点，颅前窝颅底骨折容易引起额叶底部脑组织、脑神经损伤而出现相应的临床症状。嗅区位于下丘脑前方，GnRH神经元则位于下丘脑正中隆起的弓状核内。本例患者颅脑外伤后出现促性腺激素低下（LH、FSH低下）、性腺功能低下（T低下及性欲减退）及嗅觉障碍，故已具备了 Kallmann 综合征的诊断条件。由于起病于青春期后，外生殖器发育及第二性征表型均正常，故初步排除先天性 Kallmann 综合征，考虑为继发性 Kallmann 综合征。结合患者 MRI 提示垂体前方额叶底部软化灶，推测该患者颅前窝骨折，破坏了嗅神经元、嗅球、嗅束及毗邻该区域的部分下丘脑，引起下丘脑损伤区域 GnRH 神经元坏死，出现嗅觉障碍及低促性性腺功能减退。之所以未累计下丘脑的其他激素分泌，可能跟下丘脑的不完全损伤有关。

Kallmann 综合征患者由于没有促性腺激素释放激素的刺激，部分患者垂体前叶可出现发育不良。本例患者 MRI 提示垂体欠对称，垂体左侧部分较薄，推断可能与外伤后引起一定区域的 GnRH 神经元丧失，受该区域控制的垂体组织因缺乏 GnRH 的持续刺激从而引起萎缩。

本例患者受伤时年龄为 25 岁，伤前下丘脑 – 垂体 – 睾丸轴正常，故能正常完成青春期发育，第二性征正常，在阴茎外观、睾丸体积、骨龄、身高发育等方面均等同于同龄人。由于伤后 GnRH 的脉冲式分泌不足，血 LH 及 FSH 低下，引起睾丸内睾酮合成减少及生精障碍、性欲减退。伤后 6 年，嗅觉及 GnRH 神经元功能受损难以恢复。

综上所述，患者的主要目标是促进生精、完成生育，可采取全模拟（GnRH 脉冲泵治疗）和部分模拟治疗（HCG+HMG 或 rFSH），但促生精需要较长时间。达到生育目的后，可改用终端模拟（睾酮替代或补充）。

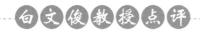

白文俊教授点评

　　患者疾病特点与 Kallmann 综合征类似，区别在于后天性获得，目前有关此类报道较少。治疗上同 Kallmann 综合征，建议患者继续应用注射药物治疗，有希望完成生育目标。生育目标完成后，可口服外源性睾酮，维持正常生活。

参考文献

1.Dissaneevate P，Wame GL，Zacharin MR.Clinical evaluation in isolated hypogonadotropic hypogonadism（Kallmann syndrome）.J Pediatr Endocrinol Metab，1998，11（5）：631-638.

2. 田勍，王海宁，林稚，等.Kallmann综合征的分子遗传学和临床研究进展.中华医学杂志，2011，91（30）：2153-2155.

3. 白文俊，于志勇.Kallmann综合征的诊断及治疗选择.中国临床医生，2012，40（9）：73-75.

4. 刘新民.实用内分泌学.2版.北京：人民军医出版社，1997：653-656.

5. 赵廷强，娄昕，马林，等.3.0T磁共振在嗅觉传导通路成像中的应用.神经损伤与功能重建，2009，4（3）：205-207.

6. 娄昕，马林，郭行高，等.Kallmann综合征的MR影像特征.中国医学影像技术，2008，24（4）：496-498.

009 卡尔曼综合征一例

病历摘要

患者，男性，28岁。主诉：嗅觉减退28年，发现外生殖器发育不良10年。该患者于幼年起即嗅觉减退明显，酒精、醋等强烈刺激性气味亦无法嗅到，但未诊治。10年前发现自己外生殖器及阴毛

笔记

发育不良，自行查医学资料后怀疑自身患有克氏综合征，于 4 个月前在当地就诊，查染色体核型、Y 染色体微缺失未见异常，睾酮水平明显下降，故为进一步诊治来北京大学人民医院就诊。患者自幼年期身高、智力发育正常。既往体健。体格检查：患者体形发育正常，营养良好，偏胖。阴毛 P2 期，阴茎 G1 期，牵拉长度 7cm。双侧睾丸触诊不清。

实验室及影像检查

（1）性激素检查：促黄体生成素（LH）2.02IU/L（参考值：1.24 ~ 8.62IU/L），促卵泡生成素（FSH）2.16IU/L（参考值：1.27 ~ 19.26IU/L），雌二醇（E_2）33pg/ml（参考值：20 ~ 47pg/ml），催乳素（PRL）3.42ng/ml（参考值：2.64 ~ 13.13ng/ml），孕酮（P）0.55ng/ml（参考值：0.10 ~ 0.84ng/ml），睾酮（T）0.50ng/ml（参考值：1.75 ~ 7.81ng/ml）。

（2）染色体核型检查：46，XY（常规 G 显带未见明显异常），Y 染色体检查未见异常。

（3）阴囊超声：双侧睾丸体积小，分别为左侧 1.2ml、右侧 1.4ml，左侧睾丸微石症。

（4）左手 X 线片：骨龄 17.5 岁。

（5）垂体核磁：未见异常（该患者垂体核磁在当地建议除外微腺瘤，但在我院分别请神经外科与影像科会诊后考虑为正常垂体影像表现）。

诊断

卡尔曼（Kallmann）综合征。

诊疗方案

人绒毛膜促性腺激素（HCG）2000U 每周 2 次皮下注射 + 尿促性腺激素（HMG）75U 每周 2 次皮下注射，监测性激素变化。

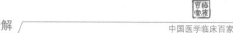
治疗转归及结果

患者双侧睾丸体积增大，睾酮上升至正常水平。

病例分析

1. 特发性低促性腺激素性性腺功能减退症（IHH）与 Kallmann 综合征

因为先天性下丘脑 GnRH 神经元缺陷或 GnRH 合成、分泌、作用障碍所致垂体分泌促性腺激素下降引起性腺功能不足称为 IHH，伴有嗅觉受损称为 Kallmann 综合征。目前已明确 20 余种基因突变可引起 IHH，例如 *KAL1* 突变以 X 染色体隐性遗传为主，而 *FGFR1*、*FGFR2* 基因突变以常染色体显性遗传为主。研究提示 FGFR1 突变可伴有骨骼和牙齿异常，*KAL1* 和 *FGFR1* 基因突变易伴有隐睾，但基因突变和临床表现不是简单的对应关系。IHH 激素分泌有以下四种类型：①无脉冲最多见，占全部病例 75%，表现为睾丸小，嗅觉减退明显；②夜间出现脉冲式分泌，可有青春期启动，后停滞，多有嗅觉；③脉冲分泌幅度低，不足以刺激睾丸间质细胞分泌睾酮；④脉冲频率不足，24 小时少于 7 个脉冲，有一定程度的青春期发育，多数有嗅觉。临床表现有以下特点：①由于低促性腺激素导致睾酮分泌不足出现第二性征不发育或停滞，男性表现为童声、小阴茎、阴毛不发育或发育不良、小睾丸、隐睾、无精子症。女性乳房无发育、幼稚外阴、原发性闭经。②因睾酮不足骨骺闭合延迟，上部量/下部量 <1，指尖距大于身高，骨质疏松。③因为嗅球和嗅束发育异常，常合并嗅觉丧失，称为 Kallmann 综合征。④其他表现还有面中线缺陷，如唇腭裂，孤立肾，短指（趾）、并指（趾），骨骼、牙齿畸形，肥胖，镜像运动等。

2. 鉴别诊断

（1）垂体肿瘤、囊肿、感染等，所有 IHH 患者均应行垂体 MRI 检查排除以上病变。

（2）血色病：表现为全身性含铁血黄素沉积，可主要累及垂体前叶，MRI 表现为 T_1、T_2 加权像垂体前叶信号都低于脑脊液，而垂体后叶高信号正常存在。

（3）克氏综合征：临床表现与 IHH 相似，但性激素检查提示高促性腺激素性性腺功能减退，通过染色体核型检查可明确本病。

（4）体质性青春期延迟：鉴别困难，可于青春期早期（14 岁起）使用小剂量雄激素治疗，定期复查。体质性青春期延迟患者多于两年内青春期自然启动，促性腺激素水平升高。

（5）垂体柄横断：多有产伤、胎位异常病史，青春期前即可发现发育迟缓、智力低下，多可在儿童期发现并诊断，辅助检查发现甲状腺素、肾上腺皮质激素、促性腺激素均下降，结合 MRI 发现垂体柄发育不良、垂体后叶异位可明确诊断。

3. 治疗

（1）新生儿 / 婴儿：多以隐睾、小阴茎就诊。隐睾出生后 6 个月仍未下降至阴囊者可给予 HCG 治疗，总量控制于 10 000U 以下，但可能造成生精细胞凋亡，故现已不主张使用 HCG 治疗，建议 18 个月前进行隐睾牵引固定手术。小儿小阴茎早期使用雄激素治疗有效，但对骨龄影响尚不明确，故不推荐幼儿雄激素治疗，于青春期开始行激素替代治疗多可使阴茎发育至正常大小。

（2）青春期至成年期患者：目前治疗方案主要有 3 种。

①睾酮替代治疗：确诊后若患者暂无生育需求，睾酮替代治疗可促进男性化表现。初始口服十一酸睾酮胶丸 40mg，1 次 / 日，至

40mg，3 次 / 日，或十一酸睾酮注射剂 125mg 肌内注射，每月 1 次。
6 个月后增加到成人剂量：十一酸睾酮胶丸，80mg，2 次 / 日，至
80mg，3 次 / 日或十一酸睾酮注射剂 250mg 肌内注射，每月 1 次；
此方案逐渐增加睾酮剂量，模拟正常青春发育过程，让患者逐渐出
现男性化表现。口服十一酸睾酮胶丸，以乳糜微粒形式通过肠道淋
巴管吸收，因此宜在餐中或餐后即刻服用。进食含有一定量脂肪的
食物，有助于药物吸收。十一酸睾酮注射制剂为油性制剂，深部肌
内注射后，油滴内的十一酸睾酮被逐渐吸收入血，因此一次注射可
维持较高睾酮水平达 1 个月。疗效：用药 6 个月后可有明显男性化
表现，2 ～ 3 年后可接近正常成年男性水平。睾酮替代治疗不会影
响有生育需求患者的进一步生精治疗。

②HCG/HMG 联合治疗：单独使用 HCG 适用于青春期至成
年期患者，可促进睾丸分泌睾酮，促进第二性征发育并维持，同
时可使睾丸发育、体积增大。有生育需求的患者可先注射 HCG
2000 ～ 3000U，每周 2 次，共 3 个月，期间调整 HCG 剂量，尽量
使血睾酮维持在 10.41 ～ 17.35nmol/L；然后添加 HMG 75 ～ 150U，
每周 2 次，进行生精治疗。为提高依从性，可将 HCG 和 HMG 混溶
后注射，每周 2 次。多数患者可在两年内产生精子，当有大量精子
产生时，患者可自然生育；如长期治疗精子量仍少，可进行辅助生育；
大量精子生成后，单独使用 HCG 仍可继续维持生精功能一段时间。
生育完成后可切换到睾酮替代治疗方案或仅注射 HCG 治疗维持患者
第二性征及性功能。

③脉冲式 GnRH 生精治疗：使用微小泵皮下脉冲式注射
GnRH，模拟下丘脑释放 GnRH，使垂体释放促性腺激素，促进睾丸
发育和精子生成。垂体前叶有足量功能良好的促性腺激素细胞是治
疗成功的前提。起始剂量和随访：GnRH（戈那瑞林）10μg/90min。

带泵 3 天后，如血 LH ≥ 1IU/L，提示初步治疗有效；如 LH 无升高，提示垂体前叶促性腺激素细胞受损，应使用 HCG 或人绝经期促性腺激素（HMG）联合治疗。每月检查 FSH、LH、睾酮水平，调整用药剂量和频率，将睾酮维持在正常中值水平。脉冲式 GnRH 和 HCG/HMG 联合治疗生精治疗效果接近，但脉冲式 GnRH 生精治疗更接近于人类生理性激素释放特点。不过因其价格昂贵，便利性差等原因，制约了其使用。

4. 随访

起始 1 ~ 3 个月随访 1 次，监测第二性征、睾丸体积、促性腺激素和睾酮变化。此后可每年 2 次随诊，常规体检，包括身高、体重、睾丸体积、促性腺激素、睾酮、前列腺超声检查和前列腺特异抗原（PSA）、血红蛋白和骨龄；如睾丸体积有进行性增大，应停药观察，警惕下丘脑 – 垂体 – 性腺轴功能逆转为正常的可能性。

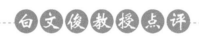

白文俊教授点评

Kallmann 综合征是伴有嗅觉缺失或减退的低促性性腺功能减退症，根据就诊年龄和就诊目的的不同，选择不同的治疗方案。对于暂无生育需求的患者，可给予雄激素治疗，以促进男性第二性征发育；有生育需求的患者，给予促性腺激素治疗，HCG 和 HMG 注射，在生育完成后可给予睾酮替代治疗方案维持患者第二性征及性功能。

参考文献

1. 白文俊，王晓峰 . 现代男科学临床聚焦 . 北京：科学出版社，2017.

2. 郭应禄，胡礼泉 . 男科学 . 北京：人民卫生出版社，2004.

010 垂体肿瘤导致高催乳素血症一例

病历摘要

患者，男性，29 岁，河南人。主诉：夫妻结婚 3 年未孕，伴有性欲低下及不射精。患者结婚 3 年未孕，婚后一直性欲低下，勃起功能障碍及不射精。个别时可完成性生活，但妻子一直未怀孕。于 2017 年 5 月在济源、焦作等地的医院就诊，经过 MRI 检查及性腺六项检查，诊断为高催乳素血症。给予溴隐亭 3.75mg/d。2017 年 6 月 18 日复查催乳素和睾酮，催乳素正常，睾酮偏低；2017 年 8 月 27 日复查催乳素和睾酮，催乳素明显高于正常水平，睾酮偏低。为进一步诊治，2017 年 9 月 12 日来北京大学人民医院。患者饮食好，睡眠可，精神、体力一般，二便正常。

体格检查： 男性第二性征如常，外阴发育正常，阴茎 10cm，包皮过长，可翻开，尿道口无狭窄，未见异常分泌物，阴囊外观正常，双侧睾丸等大，体积各约 12ml，质地中等，附睾无压痛，未及硬结。双侧精索正常，输精管可及，无增粗及压痛。

实验室及影像学检查

（1）2017 年 5 月检查结果：焦作市某医院性腺六项：促卵泡生成素（FSH）1.28mIU/ml（参考值：1.50 ~ 12.40mIU/ml），促黄体生成素（LH）0.42mIU/ml（参考值：1.70 ~ 8.60mIU/ml），催乳素（PRL）> 470ng/ml（参考值：4.04 ~ 15.20ng/ml），孕酮（P）0.16ng/ml（参考值：0.2 ~ 1.4ng/ml），睾酮（T）0.03ng/ml（参考值：2.88ng/ml），雌二醇（E$_2$）5.0pg/ml（参考值：5.8 ~ 60.7pg/ml）。

MRI 检查显示垂体瘤。B 超：左侧附睾体积偏小并回声改变，左侧输精管显示不满意，右侧输精管精索段偏细，双侧精囊隐约可见。

（2）2017 年 6 月 18 日检查结果：济源市某医院性腺六项：FSH 7.09mIU/ml（参考值：1.5 ~ 11.8mIU/ml），LH 3.69mIU/ml（参考值：1.1 ~ 25mIU/ml），PRL 229.7mIU/ml（参考值：54 ~ 340mIU/ml），P 0.51ng/ml（参考值：<2.75ng/ml），T 1.28ng/ml（参考值：2.2 ~ 10.5ng/ml），E_2 17.08ng/ml（参考值：<2.87ng/ml）。

（3）2017 年 8 月 27 日检查结果：焦作市某医院性腺两项：PRL 470ng/ml（参考值：4.04 ~ 15.20ng/ml），T 1.9ng/ml（参考值：2.8 ~ 8ng/ml）。

（4）2017 年 9 月 12 日检查结果：北京某医院性腺六项：FSH 9.27IU/L（参考值：1.27 ~ 19.26IU/L），LH 5.27IU/L（参考值：1.24 ~ 8.62IU/L），PRL 32.78ng/ml（参考值：2.64 ~ 13.13ng/ml），T 4.74nmol/L（参考值：6.07 ~ 27.1nmol/L），E_2 10.44pg/ml（参考值：<47pg/ml）。

诊断：①高催乳素血症；②垂体瘤。

治疗方案：①溴隐亭 2.5mg，1 日 2 次口服；②氯米芬 25mg，1 日 1 次口服。

病例分析

催乳素是由垂体前叶细胞分泌的一种由 199 个氨基酸（23kD）组成的球状蛋白质，其生理功能在女性为促进妊娠期乳腺的发育并诱导泌乳。在男性 PRL 可以影响下丘脑垂体性腺轴和生育能力。循环中 85% 的 PRL 为单体形式存在，也有以共价键结合的双分子"大 PRL"和更大的多分子"特大分子 PRL"（macroprolactin），特大分子 PRL 的生物活性很低。目前，PRL 对男性的生理作用尚不甚明了，PRL 受体在男性生殖系统分布于生精小管表层上皮、Leydig 细胞和前列腺，提示 PRL 可能对生精过程和睾酮生成存在调节作用。在垂体水平，PRL 与促性腺激素产生协同作用对下丘脑促性腺激素释放激素进行调节；在性腺水平 PRL 可增强 Leydig 细胞 LH 受体的浓度维持睾丸合成睾酮。

溴隐亭是一种半合成的麦角生物碱，属强力的多巴胺 D2 样受体激动剂、部分性多巴胺 D1 样受体激动剂，抑制 PRL 的分泌，对垂体其他激素无影响。该患者应用溴隐亭 3.75mg/d，现已应用 4 个月左右。从外院三次化验情况分析睾酮水平逐渐提升，提示 PRL 水平应该逐渐下降，但焦作某医院两次检查均是 470ng/ml，是正常值的 30 倍，没有下降，2017 年 9 月 12 日在人民医院检查 PRL 32.78ng/ml，是正常值的 2.49 倍。虽然三家医院检测方法不同，参考值不同，但是倍数关系能说明问题，焦作某医院 PRL 值高的太多了，考虑他们的检查不准确，依据病史及现在激素水平，建议患者口服溴隐亭 2.5mg，2 次 / 日。

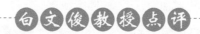

白文俊教授点评

高催乳素血症（HPRL）患者导致男性不育可能取决于增高的 PRL 对下丘脑 - 垂体 - 性腺轴功能的影响。HPRL 患者本身性腺轴被高催乳素抑制。在降催乳素后，性腺轴恢复较慢，如此时应用睾酮或双促均会进一步抑制性腺轴。对于有生育需求的男性，治疗中应用外源性雄激素更应该谨慎，长时间和大剂量使用外源性雄激素可能对睾丸的生精功能不利，所以应用小剂量氯米芬治疗，起到刺激垂体分泌促性腺激素作用，进而起到提高睾酮、促进生精的作用。

HPRL 患者伴有性功能障碍的治疗：随着 PRL 水平下降，睾酮水平提高，性功能障碍可能有所好转，如性功能障碍好转不明显，有必要进行心理咨询和治疗。治疗可使用 PDE-5 抑制剂提高患者性生活质量，帮助其性功能恢复。

参考文献

1. 白文俊，王晓峰等. 现代男科学临床聚焦. 北京：科学出版社，2017：172，177.

011 垂体柄阻断综合征一例

病历摘要

患者，男性，22 岁，未婚，汉族。主诉：阴囊空虚 20 余年。自述阴囊空虚 20 余年，自觉外生殖器短小。14 岁时无阴毛出现及喉结变大，自觉外生殖器短小，有晨勃，遗精。2015 年曾因阴囊空虚就诊外院，诊断不详，口服中成药治疗半月，自觉无明显变化而中断治疗。否认服用糖皮质激素类药物，否认头晕、头痛、嗅觉障碍、视野缺损，饮食睡眠可，二便正常，一个月前"运动减肥"体重减轻 5kg。否认化学性、放射性物质接触史，否认手术外伤史。否认糖尿病、肿瘤、传染病史。生于内蒙古托克托县，久居新疆乌鲁木齐，居住地为城市，中专文化程度，吸烟 3 年，平均每天 5 ~ 6 支，未戒烟，否认饮酒史。

父母早亡，患者出生时情况不明，家族中无类似病患者。体格检查：生命体征平稳，身高173cm，体重115kg，BMI 38kg/m²。向心性肥胖，体态丰满，皮肤细腻，无腋毛及胡须，喉结不明显。胸部饱满，未触及腺体样组织。外生殖器Tanner分期：P1G1，阴茎长5cm，牵长7cm，阴囊空虚，双侧腹股沟区可触及类睾丸样组织。

实验室检查

（1）性激素5项：催乳素（PRL）24.72mIU/L（参考值：56.0 ~ 278.4mIU/L），促卵泡生成素（FSH）0.40IU/L（参考值：1.27 ~ 19.26IU/L），促黄体生成素（LH）0.24IU/L（参考值：1.24 ~ 8.62IU/L），睾酮（T）1.18nmol/L（参考值：6.1 ~ 27.1nmol/L）

（2）生长激素：0.01ng/L，胰岛素样生长因子1：< 25ng/ml（参考值：116 ~ 358ng/ml）。

（3）游离甲状腺素：11.87pmol/L（参考值：12 ~ 22pmol/L），甲状腺素86.09nmol/L（参考值：66 ~ 181nmol/L），促甲状腺激素1.97mIU/L（参考值：0.27 ~ 4.20mIU/L）。

（4）血常规红细胞压积：37.8%（参考值：40% ~ 50%），电解质检测均在正常范围。

（5）皮质醇（10AM）：190.27nmol/L（参考值：185 ~ 624nmol/L）。

（6）低血糖兴奋试验：提示皮质醇储备不足（峰值< 500nmol/L且峰值差MAX < 7×27.78nmol/L）；生长激素分泌不足（峰值< 5ng/ml）（表3）。

表3　低血糖兴奋试验

项目	0分钟	30分钟	60分钟	90分钟	120分钟
血糖（nmol/L）	4.40	1.50	2.86	3.58	4.50
皮质醇（nmol/L）	185.47	189.14	361.53	306.36	305.33
生长激素（ng/ml）	0.01	0.01	0.01	0.01	0.01
胰岛素（μIU/ml）	5.50	10.60	15.00	7.10	5.50

（7）GnRH 兴奋试验：曲普瑞林 0.1mg 皮下注射前，注射后 15 分钟、30 分钟、45 分钟、60 分钟、90 分钟、120 分钟、180 分钟时检测 FSH、LH（表 4）。

表 4　GnRH 兴奋试验各时间点值（IU/L）

项目	0 分钟	15 分钟	30 分钟	45 分钟	60 分钟	90 分钟	120 分钟	180 分钟
FSH	0.42	0.35	0.51	0.51	0.47	0.54	0.63	0.58
LH	0.17	0.41	0.50	0.51	0.48	0.49	0.37	0.39

（8）GnRH 泵诊断性治疗监测数据（表 5）。

表 5　GnRH 泵诊断性治疗各时间点监测数据值

项目	0 分钟	24 小时	48 小时	72 小时
T（nmol/L）	1.04	1.14	1.24	0.93
FSH（IU/L）	0.35	0.33	0.35	0.47
LH（IU/L）	0.17	0.39	0.28	0.26

（9）HCG 激发试验 0 分钟、24 小时、48 小时、72 小时 T 监测值分别为 1.04nmol/L、1.05nmol/L、1.22nmol/L 和 1.17nmol/L。

影像学检查

1. 骨龄

尺桡骨骺线未愈合，骨龄延迟，考虑骨龄 17 岁（图 10）。

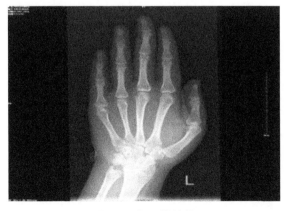

图 10　左手骨龄片

2. 垂体 MRI

垂体柄部分缺如，腺垂体体积明显缩小，符合垂体柄阻断综合征表现（图 11、图 12）。

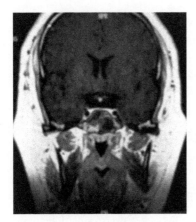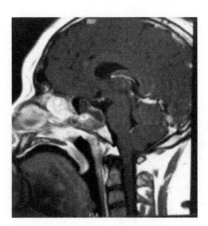

图 11　垂体 MRI 冠状位　　　　　图 12　垂体 MRI 矢状位

3. 阴囊超声

隐睾（双侧腹股沟区）。右侧睾丸 1.7cm×0.8cm，左侧睾丸 1.5cm×0.6cm。

诊断：垂体柄阻断综合征；双侧隐睾；继发性性腺功能减退症；继发性肾上腺皮质功能减退症；继发性甲状腺功能减退症；生长激素缺乏症。

治疗：①行睾丸下降固定术。②十一酸睾酮（安特尔）：80mg 早餐时服用，40mg 晚餐时服用。③鉴于肾上腺皮质功能仅为储备不足、甲状腺功能轻度受损、无临床表现，生长激素不全但患者满意目前身高，故暂无需处理，2 周后复查性激素。

治疗结果及转归：2 周后复查结果，患者自觉出现晨勃，精力、体力改善。复查 T 6.2nmol/L。继续目前治疗方案，行睾丸下降固定。

病例分析

垂体柄阻断综合征（pituitary stalk interruptionsyndrome，PSIS）是指垂体柄纤细或缺如导致下丘脑分泌的促性腺激素释放激素不能通过垂体柄运送到垂体所导致的一系列临床症候群。

1. 病因

垂体柄是垂体门脉系统及下丘脑垂体束的必经之路，是联系下丘脑和垂体前叶、后叶的纽带，目前对于 PSIS 的发病机制尚无确切定论，可能由围生期垂体损伤引起，部分病例提示先天性因素，但主要认为与围生期异常因素或者外伤有关，包括臀位产、足先露、横位产、生后窒息、黄疸和分娩损伤等。臀位产及足先露时，头颅变形，易引起垂体柄损伤；生后窒息所致低氧血症也可导致垂体柄的损伤。但近 10 年来，有研究提出 PSIS 患者存在垂体转录因子基因（*HESX1*、*LHX4*、*OTX2* 或 *SOX3*）缺陷。本例患者出生时情况不明且缺乏相关基因检测，故暂不能明确病因。

2. 在本例患者中继发性性腺功能减退症与隐睾的关系

隐睾的发病机制存在多种学说，其中内分泌学说认为睾丸下降分为腹内段及腹股沟段。腹内段下降时，引带及生殖腹股沟韧带发挥重要作用；引带的发育依赖胚胎期间质细胞表达的 *Insl3* 基因及蛋白，*Insl3* 使睾丸引带增大增粗，后者将睾丸牵引至腹股沟区。雄激素使睾丸悬韧带退化，控制睾丸下降的两个阶段，HCG 是间接作用，AMH 调控睾丸腹内段的下降，生殖股神经释放的降钙素与基因相关肽（CGRP）引导睾丸引带移向阴囊。胚胎期时患者因垂体柄中断，脉冲式分泌的促性腺激素释放激素(GnRH)不能有效输送至垂体前叶，导致 FSH、LH 缺乏脉冲式分泌，睾丸间质细胞及支持细胞得不到有效的刺激，仅仅依靠母体 HCG 对睾丸间质细胞刺激产生睾酮，可能存在不足，从而影响睾丸下降；出生后，脱离母体 HCG 环境，因垂体柄中断，自身迷你青春期未启动，使得出生后睾丸自然下降可能性降低，故可以认为低促性腺激素性性腺功能减退是造成隐睾的原因。

3. 针对男性 PSIS 患者低促性腺激素性性腺功能减退治疗方案通常有 3 种

①性激素替代治疗：即睾酮替代治疗，可以使患者获得并维持第二性征，但不能诱导配子的产生，无法实现生育功能。②促性腺激素治疗：通常应用 HCG 联合人绝经期促性腺激素（HMG），促进性腺激素的合成，使患者获得并维持第二性征，同时诱导生殖细胞的成熟，实现生育功能。③微量泵脉冲输注戈那瑞林治疗：目前多通过可编程的、便携式微型泵，连续的脉冲式给予促性腺激素释放激素类似物，使得垂体产生接近正常的促性腺激素脉冲，从而诱导性腺的发育，合成性激素并促进生殖细胞成熟。多数患者需要治疗至少 2 年，以最大限度地增大睾丸体积并实现精子生成。该患者 GnRH 兴奋试验、HCG 兴奋试验后睾酮无明显上升，说明睾丸间质细胞功能不足，故放弃 GnRH 及 HCG/HMG 治疗，采用雄激素替代治疗以帮助患者获得并维持第二性征，生育功能难以改善，今后可选择领养或供精人工授精。

4. 继发性肾上腺皮质功能减退症及甲状腺功能减退症治疗原则

多种激素缺乏的替代顺序：依次为肾上腺素 - 甲状腺素 - 生长激素 - 青春期时的性激素。合并肾上腺皮质功能减退伴甲状腺功能减退时，糖皮质激素替代应在甲状腺激素之前。合并 GHD 伴性腺功能减退时，若患者骨骺未闭合，性激素应延缓使用，以防骨骺过早闭合，应首先补充生长激素解决身高问题，直到身高达到预期目标或不再增长时再补充性激素制剂。若患者骨骺已闭合，可直接予以性激素制剂替代治疗。

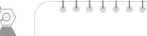

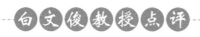

　　根据患者病史、体检及辅助检查结果，垂体柄中断综合征诊断明确，其诊断依据为临床表现、实验室检查和垂体 MRI 检查，其中垂体 MRI 检查最为重要。MRI 对本病的诊断价值已得到公认，诊断标准为：①垂体柄中断或变细；②垂体后叶缺如或异位；③垂体前叶发育不全或不发育。

　　本病主要与空蝶鞍进行鉴别，后者表现为垂体体积缩小，垂体窝被脑脊液信号占据，垂体柄可达鞍底，没有垂体柄中断及垂体后叶异位表现。也需与特发性／孤立性低促性腺激素性性腺功能减退（IHH）及卡尔曼综合征鉴别，后两者因促性腺激素释放激素合成分泌缺陷和（或）促性腺激素释放激素受体缺陷导致，主要特点以性腺功能减退为主要表现，但其他内分泌轴系往往正常，且垂体 MRI 检查无明显异常。该患者身高 173cm，与 PSIS 有点矛盾，考虑该患者可能为生长激素轻度缺乏的同时，多伴有性激素绝对和相对缺乏，导致骨骺闭合延迟，身高增长。

　　促性腺激素细胞的数量和分布特点：垂体受损时，促性腺激素细胞较易受累，垂体前叶嗜酸性细胞占远侧部细胞总数的40%，主要为生长激素细胞和催乳素细胞；嗜碱性细胞占远侧部细胞总数的10%，主要为促甲状腺激素细胞、促肾上腺激素细胞和促性腺激素细胞，其中后者散在分布于前叶的周围。这一特点使得该患者性腺功能受损的表现明显，而甲状腺、肾上腺及生长激素不全的表现不明显，故该患者治疗的主要目标是低促性性腺功能减退症及双侧隐睾，应定期复查性激素及睾丸发育情况。

参考文献

1.Jayanand P，Mahadevan S，Shivbalan S，et al.Pituitary stalk interruption syndrome（PSIS）.Indian J Pediatr，2007，74（9）：874-875.

2.Fujisawa I，Kikuchi K，Nishimura K，et al.Transection of the pituitary stalk：development of an ectopic posterior lobe assessed with MR imaging.Radiology，1987，165（2）：487-489.

3.El Chehadeh-Djebbar S，Callier P，Masurel-Paulet A，et al.17q21.31 microdeletion in a patient with pituitary stalk interruption syndrome.Eur J Med Genet，2011，54（3）：369-373.

4.龚良庚，肖新兰，谢理玲，等.MRI对垂体柄阻断综合征的诊断价值.中华放射学杂志，2008，42（7）：706-708.

5.Pfaeffle RW，Hunter CS，Savage JJ，et al.Three novel missense utations within the LHX4 gene are associated with variable pituitary hormone deficiencies.J Clin Endocrinol Metab，2008，93（3）：1062-1071.

男性生殖系统疾病

012 阴囊蔓状血管瘤一例

病历摘要

患者，男性，18岁。主诉：发现阴囊蚓状团块10余年，阴囊外伤1周。患者2岁时因"阴囊外伤"检查时发现左侧阴囊底部蚓状团块，并颜色发青。此后阴囊底部团块随身体发育而增长，无明显不适，触碰时轻微疼痛。本次患者因打篮球时撞伤阴囊就诊，当时觉阴囊疼痛，就诊时已无明显不适。查体：双侧睾丸约16ml，睾丸、附睾质地未及明显异常，双侧输精管可触及，双侧精索静脉未及明显曲张。左侧睾丸下方可及软组织团块，质软，表面可见蚓状突起，颜色稍青紫，触痛（±），平卧后无明显变化（图13）。

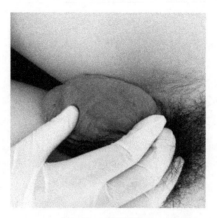

图 13　阴囊外观

阴囊彩超：彩色多普勒于异常回声内见彩色血流信号，频谱以静脉频谱为主，部分呈动脉混合，累及皮肤，考虑血管瘤可能。

精液：2.5ml，pH 7.6，总活动力 73.8%，前向活动力 57.4%，浓度 57.2×10^6/ml，总数 143×10^6。

诊断：阴囊蔓状血管瘤。

治疗建议：建议患者可观察病情变化，定期复查，避免局部挤压、外力等导致血管破裂出血。必要时可进一步行血管造影了解病情及行手术切除。

病例分析

蔓状血管瘤约占所有血管瘤的 1.5%，好发于四肢及头颈部，由口径较大、壁厚、扭曲的血管构成较特殊的呈蔓藤状突起，属于复杂性高流量型动静脉畸形而非真性肿瘤。蔓状血管瘤起始于妊娠 4～6 周时血管发育缺陷畸形，动静脉通过微瘘、中瘘、大瘘直接相通，形成异常血管团，没有包膜也没有明显边界，血管内皮细胞没有增生。

瘤体自出生时即已存在，随着年龄增长而增长，呈侵袭性生长，无自行消退趋势，一般都有 10 ~ 20 年的病程。CTA、MRA 和 DSA 对本病诊断阳性率高，能显示肿块、供血动脉、引流静脉、瘘口、周围组织关系，有助于本病早期诊断，避免误诊、漏诊，且有助于制定综合治疗方案，提高治愈率，减少复发率、致残率。DSA 还能同时行介入栓塞治疗，通过导管将栓塞剂注入病灶内，使血液流速减慢，改变血流方向，促进畸形血管团的血栓形成，可作为术前辅助治疗，使手术安全、出血少，更易达到完整切除病变的目标；或作为永久性栓塞以代替手术，达到根治的目的。

蔓状血管瘤分为局限型和弥漫型 2 种类型，弥漫型广泛侵及肌肉、血管、神经及骨骼等深部组织，难完整切除，易大出血，易复发，缺损难修复重建，易致受累组织功能障碍，甚至危及患者生命安全。蔓状血管瘤与深部血管有广泛交通支，有时出血难以控制。另外，侵犯整个肢体的蔓状血管瘤由于结构、功能复杂，手术切除过多，势必造成神经、血管、肌肉、肌腱损伤影响肢体功能，切除不够，则复发率很高。必须进行充分的术前准备工作，术前必须考虑并明确：①瘤体的范围，受累组织，切除这些组织对功能有什么影响；②瘤体血管与哪些主要血管有联系，这些主要血管发育走向是否正常；③手术中能否控制出血，能否做到阻断血供进行手术；④瘤体能否完全切除，完全切除后对功能有无影响。手术切除前行经导管动脉介入栓塞术和（或）经皮穿刺瘤腔内注射术可以增加肿瘤完整切除机会，减少出血量，减少复发及致残、致死可能。

阴囊蔓状血管瘤极易误诊为精索静脉曲张或淋巴管瘤等，鉴别诊断十分重要。①精索静脉曲张多发生于左侧，右侧者少见。体征为精索静脉曲张是沿着精索方向走行，患侧阴囊下垂，表面皮肤一

笔记

般无改变。超声下精索静脉曲张病变区域边界清楚，阴囊壁薄，蜂窝状回声以迂曲的管状无回声为主，壁薄而清晰，管道内或见烟雾状活动的低回声，Valsalva 试验时管道增粗，彩色多普勒检查血流信号暗淡，可探及反流。②血管瘤并不沿精索方向走行，阴囊无下垂感，表面皮肤可有色素沉着。超声表现为蔓状血管瘤病变区域边界不清，局部阴囊壁增厚，蜂窝状回声以管壁、间质组织高回声为主，彩色多普勒检查见红蓝血流信号，色彩较明亮，脉冲多普勒测得典型动脉频谱和静脉频谱，动脉流速较快，阻力指数较低。

    阴囊部肿物术前超声正确评估对临床选择手术方案具有指导意义，也可避免医疗纠纷的发生。彩色超声多普勒超声对阴囊皮肤及皮下组织的囊实性包块探及血流信号，特别是兼有动、静脉血流信号应考虑到蔓状血管瘤可能。彩色多普勒超声能直接清晰显示血管瘤侵及范围、瘤体内部血流及周围血供情况，但是对畸形动脉起源支超声诊断较困难，需依靠血管造影。

    此例患者阴囊血管瘤考虑起源于精索外系静脉可能性大，彩超无法明确来源及其深度，目前患者无明显不适，可暂观察病情变化，如有不适或加重及时就诊，生活中注意避免挤压及外力，以免血管破裂出血。治疗上可选择手术处理，手术前可行血管造影，明确其来源及血管瘤范围、深度，或辅以介入治疗降低手术难度及风险，甚至尝试是否可以行单纯介入治疗。

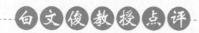

白文俊教授点评

    患者诊断明确，治疗上目前缺乏阴囊部位蔓状血管瘤介入治疗及手术的资料，需要广大男科医务人员共同努力加以研究。临床上可参考其他部位蔓状血管瘤治疗方案。

笔记

参考文献

1. 林宏伟, 邹育才, 江标, 等. 弥漫型蔓状血管瘤的综合治疗. 中国血管外科杂志, 2015, 7（1）：52-55.

2. 李春香, 沈翔. 超声诊断阴囊蔓状血管瘤 1 例. 临床超声学杂志, 2014, 16（1）：40.

3. 宣吉晴, 李明, 陈晓梅. 阴囊蔓状血管瘤超声表现 1 例. 中国超声医学杂志, 2011, 27（7）：594.

013 小儿睾丸横纹肌肉瘤误诊为睾丸扭转一例

病历摘要

患儿，男性，7 岁。睾丸扭转复位固定术后阴囊持续肿胀 2 月余。2 个月前无明显诱因出现阴囊肿大，无发热、疼痛等不适，就诊于当地医院小儿外科，行阴囊彩超提示右侧睾丸肿大，血运丰富，左侧睾丸正常声像图，诊断为右侧睾丸扭转，遂入院于全麻下行睾丸复位固定术 + 左侧睾丸固定术（预防性）。术后 1 周伤口愈合良好，但发现阴囊较前明显增大，1 周前在外院行阴囊彩超提示右侧睾丸恶性生殖细胞瘤伴精索末端转移灶。为进一步明确诊治，前来北京大学人民医院泌尿外科就诊，病程中患儿精神可、食欲一般，大小便正常，体重无明显变化。既往体健，否认睾丸外伤、睾丸炎、附睾炎等病史。无有毒化学物质及射线接触史。无睾丸肿瘤家族史。生长发育无异常。体格检查：男性表征，体格发育正常，阴茎发育正常，双侧腹股沟区未触及肿大淋巴结。右侧阴囊肿大，无充血，表面张力高，内可及7cm×7cm×7cm球形肿块，伴明显沉重感，质硬，与睾丸界限不清，左侧睾丸无异常（图14）。

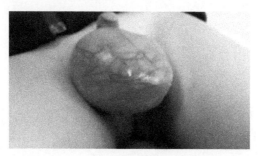

图 14　患儿术前阴囊外观图

辅助检查：①阴囊彩超（2017.2.12）：超声示左侧睾丸大小1.7cm×0.7cm×0.8cm；右侧睾丸5.6cm×4.1cm×4.9cm。左侧大小形态正常，包膜完整，实质回声均匀；右侧睾丸形态饱满增大，实质回声不均匀。彩色多普勒表现（CDFI）：左侧睾丸血流信号分布正常；右侧睾丸血运极丰富。受右侧肿大睾丸影响，双侧附睾显示不清，左侧睾丸被挤至阴囊左上方。超声诊断：右侧睾丸肿大，血运丰富，左侧睾丸正常声像图。②阴囊彩超（2017.4.11）：右侧睾丸增大，呈球状，张力高，大小7.5cm×7.3cm×7.2cm，内部回声杂乱不均，近浅呈多发液化区，CDFI血流信号增多，右侧精索末端间低回声结节，大小约0.8cm×0.5cm，边界清晰，CDFI血流信号丰富。左侧睾丸大小约1.7cm×0.8cm，实质及血供未见异常。双侧腹股沟区未见异常形态淋巴结。超声诊断：右侧睾丸恶性生殖细胞瘤伴精索末端转移灶。

初步诊断：睾丸肿瘤（右侧）。

治疗经过：入院后予以完善肿瘤标志物（AFP：0.58ng/ml、HCG<0.12U/L）检查未见明显升高。胸部 CT：双肺未见明显占位，纵隔淋巴结未见明显肿大。泌尿系 CT：腹膜后、约肾门水平肿物，位于腹主动脉和下腔静脉之间，直径约 1.8cm，边界不清，与下腔静脉关系密切。影像诊断：腹膜后占位性病变，转移瘤可能。术前诊断为：右侧睾丸肿瘤，行经腹股沟切口高位右侧睾丸肿瘤根治术。术后病理：睾丸腺泡型横纹肌肉瘤（图 15、图 16）。免疫组化：Desmin（+）、Myogenin（+）、MyoD1（+）、CD56（+）、Syn（+）、INI-1（+）、SMA（+）及 Ki-67 80%（+）、ALK（-）、S-100（-）、CD-99（-）、CK（AE1/AE3）（-）、AFP（-）（注：腺泡状横纹肌肉瘤 *FOXO1* 基因易位 FISH 检测有助于证实诊断）。*FKHR* 基因荧光原位杂交（FISH）检测：探针类型：FKHR（*FOXO1*）基因双色分离探针，可检测到腺泡型横纹肌肉瘤中特异性的染色体易位：t（2；13）（q35；q14）PAX3-FKHR 和（1；13）（p36；q14）PAX7-FKHR。检测结果：计数细胞 100 个，阳性细胞比例 4%。FKHR 基因位点 FISH 检测（-），即染色体 FKHR 基因位点不存在断裂易位。

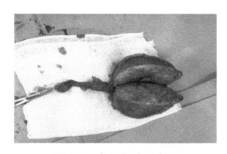
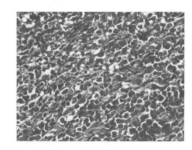

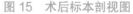
图 15　术后标本剖视图　　图 16　睾丸横纹肌肉瘤（HE×200）

术后 1 个月复查腹部彩超提示：腹膜后下腔静脉与腹主动脉之间可见混合回声包块，横截面约 3.6cm×3.7cm，自胰头后方至脐水平（肾动脉发出水平），上下径约 8.3cm，内回声杂乱不均，可见不规则斑片状强回声，CDFI 可见少许血流信号。其周围可见数枚淋巴结，大者约 1.6cm×0.7cm，皮髓质界限不清。影像诊断：腹膜后实性占位，考虑肿瘤转移；周围淋巴结转移。行 ^{18}F-FDG-PET/CT 提示：腹主动脉右旁及右侧髂窝异常高代谢淋巴结转移病灶，其中腹主动脉右旁淋巴结中心伴坏死，压迫右侧输尿管；右肺上叶尖段及左肺下叶背段小结节影，局部 FDG 代谢未见明显异常增高，考虑肺内转移瘤可能性大。全身骨质未见明显转移病灶（图 17～图 19）。考虑 TNM 分期为 T2bN1M1 Ⅳ 期，IRS 分期为 Ⅳ 期，后行 VAC 方案化疗，化疗 5 周期（其中第 2 周期为 Ⅵ 方案：长春新碱 + 伊立替康）后复查腹部彩超：腹膜后下腔静脉与腹主动脉之间可见混合回声团块，大小约 1.0cm×0.6cm，内回声杂乱不均，可见不规则斑片状强回声，CDFI 可见少许血流信号。泌尿系 CT：右肾积水较前好转，腹膜后占位，腹主动脉周围软组织增厚，呈低密度影，边界不清，增强后未见明显强化。拟继续化疗 6 周期，并行辅助放射治疗。嘱术后 2 年内每 3 个月复查阴囊彩超，泌尿系 CT、胸部 CT，2 年后每 6 个月复查阴囊彩超、泌尿系 CT、胸部 CT。

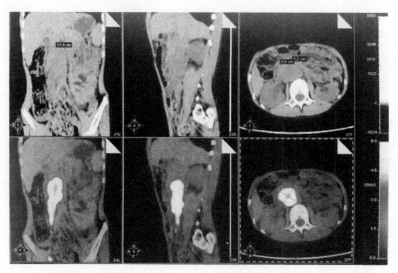

图 17　PET-CT 可见腹膜后巨大肿物

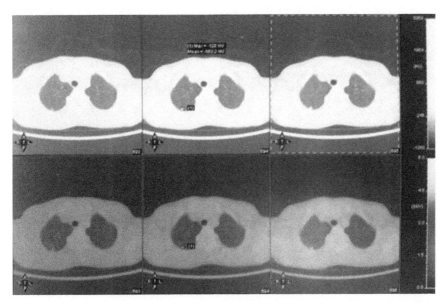

图 18　PET-CT 可见右肺上叶尖段小结节影

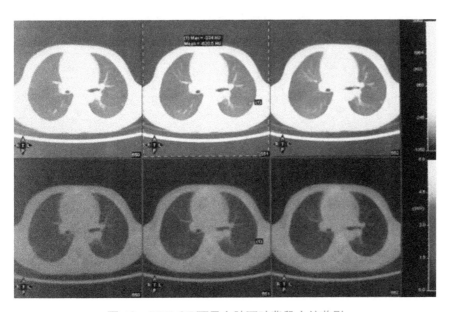

图 19　PET-CT 可见左肺下叶背段小结节影

病例分析

本例患者为睾丸临床罕见的恶性肿瘤，在成人，睾丸肿瘤在泌

笔记

尿系肿瘤中较为少见，而小儿睾丸肿瘤更为少见，约占小儿实体瘤的1%及睾丸肿瘤的3%。横纹肌肉瘤属于软组织肿瘤的一种类型，是儿童最常见的软组织肿瘤，约占50%。该肿瘤多发生于头颈部、四肢、躯干，发生于泌尿生殖系者约占20%，其主要部位为膀胱、前列腺及睾丸附件，而原发于睾丸的横纹肌肉瘤极罕见，国内目前报道只有17例。本例患儿属青春期前睾丸肿瘤，其与成人睾丸肿瘤在发病率、病理类型及临床转归上均有不同。WHO（2013年）将横纹肌肉瘤分为胚胎性横纹肌肉瘤（包括葡萄簇样横纹肌肉瘤和间变性横纹肌肉瘤）、腺泡状横纹肌肉瘤（包括实性和间变性）、梭形细胞横纹肌肉瘤和多形性/硬化性横纹肌肉瘤四种主要类型，其中以胚胎性多见。睾丸内横纹肌肉瘤的起源仍不明确，可能与畸胎或睾丸样原始生殖细胞的过渡生长有关，其他的猜测还包括未分化的具有分化为横纹肌母细胞能力的间充质细胞，或者是早期胚胎样组织在发育过程中发生了移位等，但与结缔组织或平滑肌的化生没有关系。

在生殖细胞肿瘤中，肉瘤成分的准确诊断非常重要，因为不同的肉瘤组织其治疗是不同的。其中，免疫组化染色对判断肉瘤成分很有帮助，以排除其他睾丸内梭形细胞肉瘤如纤维肉瘤、平滑肌肉瘤。平滑肌肉瘤内特异性肌动蛋白、平滑肌肌动蛋白（smooth muscle actin，SMA）、波形蛋白（Vimentin）、S-100蛋白、α-L-糜蛋白酶和结蛋白（Desmin）多为阳性表达，而角蛋白（Cytokeratine）和Leu-7多为阴性表达。由于肿瘤分化程度不同，因此免疫表型差异很大，标志物均与肿瘤细胞分化程度相关。MyoD1和Myogenin敏感性和特异性均较高，Myogenin在有分化的肿瘤细胞中核阳性染色要强于MyoD1，而小的原始肿瘤细胞核中表达不明显。Myoglobin、desmin可在分化的肿瘤细胞中表达。原发性睾丸内横纹肌肉瘤应与生殖细胞肿瘤、其他组织的肉瘤、其他部位肉瘤转移、睾丸内的梭

笔记

形细胞肉瘤和睾丸旁横纹肌肉瘤加以区别。病史、影像学检查、病理学形态、免疫表型和分子检测可辅助鉴别诊断。

每一个患者的肿瘤发展程度是很重要的，因为肿瘤治疗方案的选择和预后的判断很大程度上依赖于肿瘤局部浸润生长的程度和远处转移的有无，也即肿瘤的临床分期。目前国际上普遍使用的分期方法有多种，各不完全相同。其中除了国际儿科肿瘤研究协会的 TNM-UICC 分期法外，均为术后分期法（即 IRS 分期法）。术后分期法是根据肿瘤发展的程度，包括局部淋巴结转移情况以及肿瘤是否能被切除，这要求对切除的肿瘤边缘进行仔细的病理学检查。由于强调需要手术将肿瘤切除，而手术方法有时有很大的不同，往往使得对结果的解释模糊不清。术后分期法还有可能忽略了一些非常重要的信息，如肿瘤的部位、大小、侵犯程度等。而术前分期法避免了不同手术单位和手术方法之间引起的混乱。

横纹肌肉瘤的治疗原则与其他的小儿恶性实体肿瘤的治疗原则基本一样，即手术切除、化疗、放射治疗 3 种基本方法的有机结合。除了眼眶和部分泌尿生殖系横纹肌肉瘤外，其他部位的横纹肌肉瘤如果单纯进行所谓根治性手术，获得的治愈率也不到 25%。化疗对原发病灶和转移灶均有治疗作用。放疗可以使局部病灶获得很好的控制。所以对于大多数横纹肌肉瘤来讲，综合治疗是有效的手段。治疗主要是手术及术后的化疗、放疗，手术主要为单侧睾丸切除术加精索高位切除结扎。对于是否所有的患儿均需要腹膜后淋巴结清扫目前尚有争议。有研究证实，影像学上无腹膜后淋巴结肿大的患儿，14% 的淋巴结已有转移。而影像学上腹膜后淋巴结肿大的患儿，94% 淋巴结发生肿瘤转移。因此，影像学阳性的病例应该进行腹膜后淋巴结清扫及术后对区域淋巴结进行放疗。放疗时应避免对健侧睾丸的损伤。术后化疗可用 VAC 方案，包括长春新碱、放线菌素和

笔记

环磷酰胺。

不同部位及不同分期横纹肌肉瘤的详细治疗方案详见 IRS-Ⅳ 推荐的治疗方案。完全切除的 TNM1 期和 TNM2 期肿瘤患者不需要放疗。完全切除的 TNM3 期患者和所有 CG-Ⅱ 期患者（外阴 – 阴道原发者除外）应接受传统的外部放疗，每天 180Cgy，总共 4140Cgy。在 CG-Ⅲ 期患者（肉眼可见残存病灶）传统外部照射累积剂量 5940Cgy。大部分患者于第 9 周开始放疗（也就是说经过 3 个周期诱导化疗）并且与系统性化疗同时进行。治疗范围包括手术前、化疗前肿瘤的范围，如有可能，加上 2cm 范围周围组织。治疗的后遗症很多。放疗能引起以红斑和放射区肿胀为特征的急性反应，这可以导致肢体脱皮，放射的后期效应为功能丧失或生长停滞，主要由纤维化引起，纤维化程度随放射剂量、体积、尺寸及患者年龄的增加而增加。因为某些化疗因素能增加放疗的不良反应，在实施日前推荐的强化治疗措施时，必须谨慎。

另外需要注意的是，患儿在接受化疗后可能影响将来的生育能力。多数研究表明，烷化剂，特别是环磷酰胺、异环磷酰胺，对睾丸功能（FSH 水平）和生育率均呈现剂量依赖性的不良影响。高剂量（>25g/m^2）环磷酰胺相较于低剂量（<7.5g/m^2）环磷酰胺，其性腺毒性风险明显升高，且主要表现为无精症、少精症等。睾丸穿刺活检证实，化疗后生精上皮和正常间质（Leydig）细胞缺失明显，可能导致间质细胞功能不全。故化疗期间需常规监测性激素，包括睾酮、LH 及 GnRH 刺激实验。如果睾丸体积减小、FSH 水平升高，则预示着化疗后患者性腺受损可能，此时需行精液分析评价其生育能力，并为将来辅助生育做好准备，如低温冻存精子等。一般认为，化疗持续 5 年以上，其性腺毒性不可逆转。但仍有少数病例报道，患者在多年后恢复生育能力。因此，对于化疗后患者有生育意向时，

需考虑患者自然生育的可能性。另外，研究显示，单侧睾丸切除后，患者的生精功能并未显著受损。总之，对于患儿成年后的生育需求，需要给予充分的关注和指导。

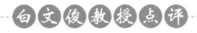

白文俊教授点评

本例患儿以右侧阴囊肿大就诊于当地医院，并行阴囊彩超提示：右侧睾丸肿大，血运丰富，左侧睾丸正常声像图。当地医院诊断为"右侧睾丸扭转"并急诊行右侧睾丸扭转复位手术。患儿在当地医院误诊为"右侧睾丸扭转"，并行右侧睾丸固定术＋左侧睾丸预防性固定术，术后1周出现右侧阴囊再次肿大，再次行阴囊超声提示：右侧睾丸占位。当地医院在诊治过程中存在缺陷：①术前诊断不充分，急于手术治疗。术前阴囊超声提示右侧睾丸血运丰富，可基本排除睾丸扭转的可能。睾丸扭转或者更准确地应称之为精索扭转，是指因为睾丸和精索发生沿纵轴的异常扭转（180°～720°）而导致阴囊急性严重疼痛，并且引起同侧睾丸和其他阴囊结构的急性血液循环障碍，严重时可以导致睾丸缺血、梗死的病理情况，是一种泌尿男科的急症。睾丸扭转并不罕见，任何年龄均可发病，包括出生前和围生期。睾丸扭转最常发生于青少年（12～18岁），其次是在婴幼儿期，青春期后其发病率缓慢下降。睾丸扭转的临床表现主要有疼痛、肿胀，查体可触及精索变短、变粗，优势是可触及扭转结节，彩色多普勒超声诊断睾丸扭转的敏感性为86%～100%，特异性为93.3%～100%，准确率可达94%～97%。通常可发现，与对侧睾丸相比较，发生症状侧睾丸的血流减少或者消失。本例患儿7岁，以无痛性阴囊肿胀就诊，阴囊彩超未见右侧睾丸血流减少声像，故可基本排除睾丸扭转的诊断。结合患者临床表现、查体及阴囊彩超，需考虑睾丸占位可能，应行肿瘤标志物、睾丸MRI检查，明确睾丸病变及诊断，并初步排查精原细胞瘤、卵黄囊瘤等睾丸肿瘤后才能考虑下一步治疗方案。②术中探查不仔细：该患儿以无痛性阴囊肿大就诊，右侧睾丸占位已有病变，行右侧睾丸固定术时，未充分的探查右侧睾丸情况，未及时发现右侧睾丸占位情况，再次导致该患儿误诊。通过此病例，我们应该吸取临床教训，重视无痛性阴囊肿物及阴囊急症的诊治流程，不能因患者的年龄小，而对睾丸肿瘤放松警惕。

参考文献

1.Kelly B，Lundon D，Rowaiye B，et al.Embryonal rhabdomyosarcoma of the testis. CUAJ，2011，5（1）：E7–E10.

2.Jun YI，Zhou D，Huo J，et al.Primary intratesticular rhabdomyosarcoma：A case report and literature review.Oncology Letters，2016，11（2）：1016–1020.

3.Gow KW，Murphy JJ 3rd，Wu JK，et al.Metastatic testicular rhabdomyosarcoma：a report of two cases.J Pediatr Surg，2003，38（8）：E1–3.

4.Chung JM，Lim YT，Lee SD.Infantile testicular rhabdomyosarcoma.Urology，2007，69（6）：13–15.

5.Dagher R，Helman L.Rhabdomyosarcoma：an overview.Oncologist，1999，4（1）：34–44.

014. 睾丸间质细胞瘤致男性不育一例

病历摘要

患者，男，25 岁。主诉：结婚 1 年未育。2016 年 11 月 24 日来诊。患者结婚 1 年，规律性生活未育，2016 年 10 月就诊于外院，行精液检测示无精子。促卵泡生成素 < 0.10mIU/ml；促黄体生成素 < 0.10mIU/ml；总睾酮 41.00nmol/L；雄烯二酮 > 10.0ng/ml。染色体核型：46，XY，G 显带未见异常。肿瘤标志物：甲胎蛋白 2.94ng/ml，β-HCG < 0.10mIU/ml。睾丸超声显示：右侧睾丸：正常大小，回声质地正常，未发现局灶病变，附睾正常，无精索静脉曲张；多普勒超声检查血管正常。左侧睾丸：内见低回声团块，大小 21mm×19mm，形态规则，边界清晰，内部回声均匀，多普勒超声检查示周围见丰富血流信号。遂来我院就诊。既往体健，否认睾丸外伤及其他疾病病史。无吸烟饮酒史，无放射及有毒有害物品接触史。父母体健，无家族遗传病史。体格检查：第二性征正常，双侧睾丸约 16ml，质地软，无触痛，未触及精索静脉曲张。辅助检查：盆腔核磁显示：右侧睾丸大小约 3.2cm×2.2cm，左侧睾丸大小约 2.9cm×2.6cm，左侧睾丸内见类圆形稍短 T1、稍短 T2 信号影（相对于正常睾丸组织），DWI 呈高信号，大小约 2.2cm×1.9cm，尿道、双侧附睾未见明确异常。提示：左侧睾丸占位性病变（图 20）。初步诊断：睾丸间质细胞瘤。

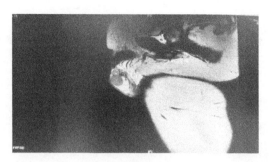

图 20　盆腔核磁

诊疗计划：采用保留睾丸的病灶切除术。（2016 年 12 月 5 日）行左睾丸肿物剜除术。手术完整切除肿瘤 35mm×25mm×15mm。肿瘤呈结节状，细胞呈多角形，实性巢片状生长，细胞胞浆丰富嗜酸性，细胞轻度异型，免疫组化染色结果：α-inhibin（＋），calretinin（＋），CK（－），EMA（－），S-100（－），Vimentin（＋），CD99（灶＋），PLAP（－），CD117（－），Ki-67（<5%+），符合睾丸间质细胞瘤。纤维囊壁组织（左侧睾丸鞘膜），未见上皮被覆。

治疗结果及转归：复诊日期（2017 年 1 月 10 日）：患者术后 1 个月，无不适症状，复查精液：量 2.5ml，镜检偶见精子，有前向运动精子。性六项：促卵泡生成素（FSH）2.12mIU/ml（参考值：1.27 ～ 19.26mIU/ml），促黄体生成素（LH）2.44mIU/ml（参考值：1.24 ～ 8.62mIU/ml），雌二醇（E_2）29.36pg/ml（参考值：20 ～ 47pg/ml），睾酮（T）5.10nmol/L ↓（参考值：6.07 ～ 27.10nmol/L）。考虑患者睾丸功能正自行恢复，故不予药物干预，继续观察。

复诊日期 2017 年 2 月 8 日。患者术后 2 个月，复查精液：量 3.1ml，密度 4.5×10^6/ml，活动率 28%，前向运动 22%。性六项：FSH 2.44mIU/ml，LH 1.47mIU/ml，E_2 28.00pg/ml，T 7.70nmol/L。考虑患者睾丸功能正自行恢复，故不予药物干预，继续观察。

复诊日期 2017 年 4 月 10 日。患者术后 4 个月，复查精液：量 3.4ml，密度 5.5×10^6/ml，活动率 20%，前向运动 13%。性六项：

笔记

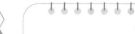

FSH 3.31mIU/ml，LH 3.99mIU/ml，E_2 29.00pg/ml，T 8.43nmol/L。不予药物干预，继续观察。

患者术后跟踪回访 6 个月，精液质量逐渐改善（表 6），性腺分泌逐渐恢复（表 7）。其妻于术后 7 个月自然受孕。

表 6 精液分析

精液	术前 1 个月	术后 2 个月	术后 4 个月	术后 6 个月
容量（ml）	5.2	3.1	3.4	3.2
精子（10^6/ml）	0	4.5	5.5	8.43
活动率（%）	–	28	20	44.76
正常精子（%）	–	22	13	36.29

注：–，精子数为零，此处无项目。

表 7 手术前后性激素值

项目	正常范围	术前 1 天	术后			
			1 个月	2 个月	4 个月	6 个月
LH（mIU/ml）	1.24 ~ 8.62	0.07	2.44	1.47	3.99	3.48
FSH（mIU/ml）	1.27 ~ 19.26	0.02	2.12	2.44	3.31	4.41
雌二醇（pg/ml）	≤ 47.00	125.87	29.36	28.00	29.00	27.86
脱氢表雄酮（μg/dl）	85.00 ~ 690.00	495.64	227.45	231.24	229.36	225.65
睾酮（nmol/l）	6.07 ~ 27.10	29.77	5.10	7.70	8.43	10.74

病例分析

1. 睾丸间质细胞瘤术前良恶性鉴别

睾丸肿瘤在男性所有肿瘤中占 1% ~ 1.5%，睾丸间质细胞肿瘤（leydig cell tumor，LCT）更少见，而具有激素分泌功能的睾丸间质细胞肿瘤则更少见。睾丸间质细胞瘤又称为 Leydig 细胞瘤，来源于睾丸间质，临床罕见，约占睾丸肿瘤的 1% ~ 3%，多数为良性，但约 20% 表现为恶性特征。如何鉴别良恶性质，关系到其治疗方法、手术方式及预后治疗。多数学者认为，恶性 LCT 的特征主要包括：肿瘤体积 > 5cm；肿瘤细胞核不典型增生；核分裂象增多，大于 3 个 / 10HPF；瘤细胞质内可见褐色脂褐素；淋巴管内有瘤栓；肿瘤有明显的出血坏死；肿瘤呈浸润性生长；短时间内肿瘤生长较快；有明确的淋巴或血行转移；无内分泌症状等。其中前 3 条指标最有诊断价值。彩色多普勒超声是睾丸肿瘤的常规检查方法，可以鉴别肿瘤是否来自睾丸，根据其肿瘤内部血流信号强弱初步鉴别良恶性。对于不育男性患者，彩色多普勒超声应该作为常规检查，可以发现未触及的睾丸病变。睾丸间质细胞瘤一般表现为均质性团块，肿瘤周围血流丰富，内部血流信号较弱，但其病理的分型特异性低。研究发现，增强 MRI 检查可以明确诊断睾丸间质细胞瘤，T2-WI 图像上明显的低信号与良性病变显著相关，而边界清楚、T2-WI 图像上明显的低信号以及肿瘤强化过程为"快进慢出"则可以诊断为良性睾丸间质细胞瘤。

2. 睾丸间质细胞瘤导致性激素紊乱和无精子症的原因

本例中，肿瘤具有雄激素分泌功能，此外血液循环中雌二醇水平也明显增高，促性腺激素水平明显被抑制，临床表现为不育和无精子症。由于肿瘤细胞分泌大量雄烯二酮，使血中睾酮水平明显增高，外周脂肪细胞通过芳香化酶的作用，将从血液循环中摄取的睾酮进行芳香化生成雌二醇，升高的睾酮、雌激素通过负反馈抑制下丘脑的 GnRH 分泌和垂体 FSH 和 LH 的分泌活动，对健侧睾丸组织及患侧睾丸正常组织刺激不足，出现类"低促"现象，血清 FSH 和 LH 水平被严重压制，导致睾丸生精障碍，出现无精症状。肿瘤组织切除术后，没有肿瘤细胞分泌大量雄烯二酮，血中睾酮水平逐渐下降恢复正常，促卵泡生成素（FSH）、促黄体生成素（LH）水平逐渐升高至正常，开始刺激睾丸间质细胞分泌睾酮，曲细精管逐渐产生精子，患者生精功能逐渐恢复。

3. 结论

大多数睾丸间质细胞瘤患者预后良好，而对于肿瘤体积较小的患者，保留睾丸的病灶切除术安全有效。对于以不育就诊的患者来说，采用保留睾丸的病灶切除术，患者术后生精功能部分或者完全恢复，可通过自然方式生育。但是在睾丸间质肿瘤出现恶性病理特征时，尤其是老年患者，推荐行根治性睾丸切除术和腹膜后淋巴结清扫术以防止肿瘤转移。术中冰冻病理诊断可以进一步帮助确认睾丸肿瘤的性质，但是在最终的病理诊断前，通过检测血浆性激素水平、对比增强 MRI 扫描，有助于睾丸间质细胞瘤与其他睾丸恶性肿瘤的鉴别诊断，这对睾丸间质细胞瘤患者手术方式的选择有指导意义。

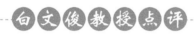

白文俊教授点评

睾丸间质细胞瘤根据其良恶性质采用不同手术方式。对有生育要求的患者，采用保留睾丸的病灶切除术治疗策略，为其提供了更多的生育机会。此例患者以男性不育就诊，经查为睾丸间质细胞瘤导致无精子症，术前诊断睾丸间质细胞瘤性质，考虑为良性，术后病理亦证实，采用保留睾丸的病灶切除术。患者术后恢复良好，未经任何药物治疗，激素水平均逐渐恢复正常，生精功能恢复，其妻自然受孕。

参考文献

1.Heer R，Jackson MJ，El-Sherif A，et al.Twenty-nine Leydig celltumors：histological features，outcomes and implications for management.Int J Urol，2010，17（10）：886-889.

2.Al-Agha OM，Axiotis CA.An in-depth look at Leydig cell tumor of the testis.Arch Pathol Lab Med，2007，31（2）：311-317.

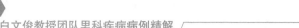

3.Di Tonno F，Tavolini IM，Belmonte P，et al.Lessons from 52 patients with leydig cell tumor of the testis：the GUONE（North EasternUro-Oncological Group，Italy）experience.Urol Int，2009，82（2）：152-157.

4.刘毅生，沈家亮，陈德基.睾丸肿瘤和肿瘤样病变的影像学分析.中国医学影像学杂志，2013，21（8）：606-610.

5.Sakamoto H，Saito K，Shichizyo T，et al.Color Doppler ultrasonography as a routine clinical examination in male infertility.International Journal of Urology，2006，13（8）：1073-1078

6.王志远，吴泽惠，杨通明，等.彩色多普勒超声诊断睾丸恶性肿瘤的应用价值.临床超声医学杂志，2011，13（10）：678-680.

7.Manganaro L，Vinci V，Pozza C，et al.A prospective study on contrast-enhanced magnetic resonance imaging of testicular lesions：distinctive features of Leydig cell tumours.Eur Radiol，2015，25（12）：3586-3595.

8.郝宗耀，叶元平，刘明，等.152例睾丸肿瘤的临床诊治分析.现代泌尿生殖肿瘤杂志，2013，5（3）：139-142.

015 糖尿病性包皮龟头炎一例

病历摘要

患者，男性，34岁，自由职业，已婚已育。主诉：反复包皮龟

笔记

头瘙痒、红肿 3 年，复发加重伴尿频、尿痛 1 周。3 年前患者首次出现包皮及龟头瘙痒、红肿、包皮分泌物增多伴异味，外用"高锰酸钾"清洗及口服"消炎药"（具体不详）1 周后症状缓解。后上述症状反复发作，并逐渐出现局部红斑，丘疹，溃烂，同上述方法及涂抹"皮炎平""红霉素软膏"等逐渐缓解。最近 1 周上述症状再发、加重，伴尿频、尿道瘙痒、疼痛，包皮口缩窄、上翻困难，勃起后阴茎有"紧束"感，遂来诊。无畏寒、发热等不适。既往否认高血压、高血脂、糖尿病等病史，否认冶游史。饮酒较多，喜食辛辣、烧烤，经常熬夜，性生活 3 ~ 4 次 / 周。专科检查：包皮过长，包皮口红肿缩窄，上翻后可见包皮口纵行裂口（图 21），勉强上翻后露出龟头，可见少量白色凝乳状分泌物（清洗后），伴异味，龟头、包皮内板增厚，潮红，弥漫性红斑。尿道口红肿，有少量稀薄分泌物，系带挛缩，呈瘢痕样改变（图 22）。辅助检查：分泌物真菌镜检（＋），真菌培养鉴定为念珠菌属；分泌物细菌、支原体培养＋药敏实验（＋）；衣原体（－），滴虫、淋球菌涂片（－）。尿常规：尿糖（＋＋），白细胞（＋）；空腹血糖 8.6mmol/L。

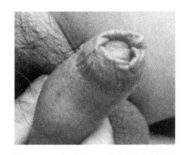
图 21　治疗前包皮口纵行裂口

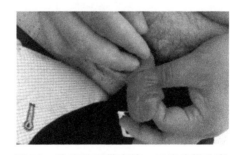
图 22　治疗前系带挛缩，呈瘢痕样改变

初步诊断：包皮龟头炎；急性尿道炎；2 型糖尿病。

治疗：①处理原发病：请内分泌科协诊，给予规范控制血糖处理；增加运动量，严格糖尿病饮食。②口服泌尿宁胶囊：5 粒 / 次，3 次 / 日，疗程 14 天。③局部处理：清洗包皮及龟头后，翻开包皮插入盛有苦

笔记

参洗剂的一次性杯子内，浸泡 5 ～ 10 分钟，纱布或棉签蘸干后，氟康唑软膏少量均匀涂抹患处，早、晚各一次；小便后将余尿擦干，保持局部清洁、干燥。④治疗期间禁性生活，生活规律。⑤女方阴道分泌物检查及处理。

转归：患者 2 周后复诊，诉无尿频、尿痛不适，包皮、龟头瘙痒、红肿及疼痛感明显减轻。查体：包皮口缩窄，纵行裂口已基本愈合，尿道口红肿不明显，上翻可勉强露出龟头，无明显分泌物及异味，散在溃疡结痂脱屑，内板炎性增厚，系带挛缩，呈瘢痕样改变（图 23）。复查：分泌物真菌培养(－)，支原体(－)，空腹血糖：6.0mmol/L，考虑患者存在复发风险，建议患者行包皮环切术。术后随访 2 个月，伤口愈合良好，未再复发。

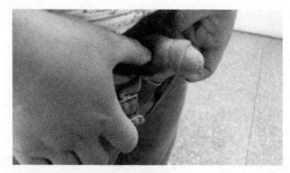

图 23　治疗后

病例分析

包皮龟头炎是男科临床常见多发病，是由各种不同原因引起的包皮、龟头炎性改变的一组疾病，又分为包皮炎和龟头炎，由于常常同时出现，故称为包皮龟头炎。该病全年均可发病，春、夏季为发病高峰。这是一组疾病而非单一病种，包括念珠菌性龟头炎、厌氧性龟头炎、需氧性龟头炎、硬化性苔藓、扁平苔藓、祖细胞性（浆细胞）龟头炎、银屑病和环状龟头炎、湿疹（包括刺激性、过敏性和脂溢性）、非特异性包皮龟头炎、固定性药疹、癌前病变、增殖性红斑等。炎症可产生局部红肿、疼痛、瘙痒、溃烂等症状，经常复发还可引起包皮内板黏膜增厚，包皮口狭窄，逆行感染引起泌尿生殖道感染，甚至引起癌变。

近年来，随着人们生活方式、饮食习惯、生活环境和生存压力等不断改变，社会人群中糖尿病患病率逐年升高，且趋于年轻化，包皮龟头炎伴 2 型糖尿病者明显增多，但绝大多数患者无典型的三多一少症状，因而导致临床医师对糖尿病性包皮龟头炎的诊治缺乏充分认识，甚至误诊误治。临床中有部分糖尿病患者是由于真菌性包皮龟头炎就医而首次确诊。

1. 诊治体会

（1）对于包皮龟头炎患者在接诊时应常规询问糖尿病病史、过敏史、性接触史及有无典型的"三多一少"症状。

（2）常规检查应包括血糖及尿常规，特别是反复发作的包皮龟头炎患者、合并包皮纵行裂口及既往糖尿病患者，以便确诊及明确是否合并尿路感染。对于合并有白色乳酪状分泌物伴瘙痒、尿道分泌物患者需行病原体培养加药敏。伴溃疡时单纯疱疹病毒（HSV）的培养和梅毒血清学检查有助于诊断。如果症状持续存在而诊断又不明确时则需行组织病理检查，以便鉴别诊断或排除恶性疾病。

（3）治疗方面：①首先应给予规范控制血糖处理，严格糖尿病饮食，增加体育锻炼。②局部处理上，单纯糖尿病龟头炎患者，应用清热解毒，燥湿止痒，杀虫灭菌的苦参洗液等中成药洗剂浸泡或清洗包皮龟头后用棉签蘸干包皮、龟头，保持局部清洁干燥即可；对于合并病原微生物感染者可根据病原菌性质给予氟康唑软膏 / 咪康唑乳膏、红霉素软膏等均匀薄层涂抹病变区域，每日 2 次，直至症状消失。③尽量减少全身抗生素使用，对于合并尿道炎等泌尿生殖道感染时可口服泌尿宁、清浊祛毒丸等清热通淋，利湿止痛，补肾固本类中成药 1 ～ 2 周，多能治愈。如果真菌感染症状严重者给予口服氟康唑 150mg；如果怀疑有耐药或对咪唑类药物过敏，可选用制霉菌素乳膏；极少数疗效不佳者应根据病原微生物培养结果选用敏感抗生素规律疗程治疗。④因为在性伴侣之间有很高的念珠菌传染率，故治疗性伴可减少夫妻之间的交叉感染。⑤炎症控制后建议患者行包皮环切，以减少复发概率。

2. 鉴别诊断

（1）厌氧菌感染：主要表现为包皮水肿，浅表糜烂；伴随臭味的包皮下炎症和分泌物，严重者伴有腹股沟淋巴结的肿胀和发炎。较轻的表现亦可发生。革兰染色可显示梭形或混合的细菌形态、包皮内培养（排除其他原因，如阴道毛滴虫）、分离出阴道加德纳菌等有助于诊断。

（2）需氧菌感染：表现均匀性红斑，伴或不伴有水肿等炎症性改变。包皮内分泌物培养有助于诊断。引起包皮龟头炎的常见需氧菌有链球菌属、金黄色葡萄球菌等。

（3）刺激性或过敏性龟头炎：可能与刺激物有关，如频繁地用肥皂清洗生殖器、药物过敏史、暴露于局部药物的迟发型超敏反应史。其表现从轻度非特异性红斑到范围广泛的阴茎水肿。斑贴试验、组织病理检查和微生物培养有助于诊断。

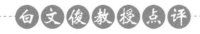

白文俊教授点评

　　对于糖尿病患者而言，包皮龟头炎可视为并发症之一。包皮龟头炎伴糖尿病者在就诊时多无典型的"三多一少"症状，故常被临床医师忽视，而给予抗感染、经验性治疗等，因而临床效果差，从而导致病程延长及病情反复。究其原因可能是由于高血糖状态导致一系列生化代谢及防御功能紊乱而引起包皮微环境改变，多数患者合并包皮过长、包茎及包皮口狭窄，在感染性或非感染性因素的诱发下出现包皮、龟头红肿、瘙痒、疼痛、溃烂、包皮口皲裂等炎症性病变。糖尿病是其病理基础，包皮过长、包茎及包皮口狭窄等是其高危因素（包皮龟头炎一般很少发生于做过包皮手术的男性），白色念珠菌等病原微生物感染及非感染性刺激是其诱发因素。临床中反复发作、进行性包皮缩窄及包皮纵行裂口是糖尿病包皮龟头炎的特殊临床表现。

　　治疗上应积极处理原发病——控制血糖，重视局部对症处理（局部抗感染治疗），应注意减少全身性抗生素的使用，待病情控制平稳及时手术以减少复发。

参考文献

1. 包振宇，邹先彪. 解读欧洲包皮龟头炎指南. 实用皮肤病学杂志，2015，8（6）：435-437.

2. 李芃，王晓琴. 包皮龟头炎120例临床分析. 中国性科学，2012，21（11）：17-18.

3. 张天璐，傅志宜. 阴茎增殖性红斑继发鳞状细胞癌的诊治. 中国性科学，2015，24（2）：51-53.

4. 颉玉胜，范文成，马爱红，等 . Queyrat 增殖性红斑误诊 1 例 . 中国麻风皮肤病杂志，

　　2011，27（4）：280-281.

5. 吴玉才 . 以念珠菌龟头炎为首诊的 2 型糖尿病 38 例临床分析 . 皮肤性病诊疗学杂

　　志，2014，21（1）：34-35.

6. Verma SB，Wollina U.Looking through the cracks of diabetic candidal balanoposthitis！

　　Int J Gen Med，2011，4（7）：511-513.

016 小阴茎两例

病历摘要

例 1

　　患儿，男性，11 岁，汉族。主诉：患儿母亲代诉发现阴茎短小 11 年。患儿足月顺产，出生时即发现阴茎外观短小，并查染色体核型分析报告示：46，XY。站立位排尿时淋湿衣裤，未发现嗅觉异常。曾就诊于多家医院，告知等待观察。既往无尿道下裂、隐睾手术史，2013 年行包皮环切术。体格检查：精神可，神志清，应答自如，自主体位，身高 148cm、体重 40kg。外生殖器：P1G2，包皮遮盖尿道外口，可上翻外露阴茎头，尿道外口正位，阴茎疲软状态下，耻骨联合至阴茎头长约 1.5cm，牵长 2cm，睾丸 5ml。阴茎外观见图 24。

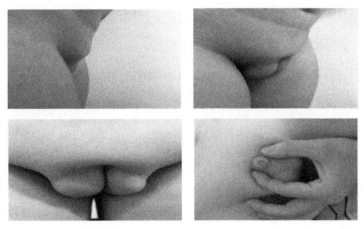

图 24　阴茎外观

实验室及影像学检查

（1）性激素五项（2017.4.29）：促卵泡生成素（FSH）3.75IU/L（参考值：1.27 ~ 19.26IU/L），促黄体生成素（LH）1.17IU/L（参考值：1.24 ~ 8.62IU/L），睾酮（T）0.96nmol/L（参考值：6.1 ~ 27.1nmol/L），雌二醇（E_2）< 73.00pmol/L（参考值：73.4 ~ 172.5pmol/L），硫酸脱氢表雄酮（DHEAS）72.2μg/dl（参考值：27 ~ 537μg/dl）。

（2）泌尿系及阴囊超声（2017.4.29）：睾丸（右侧）3.0cm × 1.3cm × 1.4cm，睾丸（左侧）2.7cm × 1.2cm × 1.4cm，双侧睾丸表面光滑，回声均匀，双侧附睾未见肿大，鞘膜腔内未见积液。双肾形态大小未见明显异常，肾包膜完整，肾皮、髓质分界清晰，实质与肾窦比例未见明显异常，肾盂肾盏未见扩张，双侧输尿管未见扩张，膀胱充盈良好，膀胱壁未见局限性增厚，膀胱腔内呈无回声，未见明确占位性病变；前列腺 1.5cm × 1.9cm × 1.3cm，边界清晰，回声均匀，两侧对称，未见明确占位性病变，双侧精囊区未探及正常充盈的精囊声像图。右侧阴茎海绵体长约 4.6cm（阴茎海绵体尖部至阴茎脚末端）厚约 0.4cm，左侧阴茎海绵体长约 4.5cm，厚约 0.4cm，阴茎、尿道海绵体均未见占位。

笔记

（3）左手骨龄片提示骨龄 11 岁。

初步诊断

小阴茎。

诊断依据：根据《坎贝尔泌尿外科学》资料，10 ~ 11 岁男孩阴茎平均长度为（6.4 ± 1.1）cm，均值 –2.5 个标准差为 3.7cm。该患儿阴茎牵长 2cm，且不伴随尿道下裂等其他阴茎异常，故可诊断为小阴茎。

鉴别诊断

（1）男性性腺发育异常（DSD）：当小阴茎伴双侧隐睾时，则高度怀疑存在 DSD，如雄性化不足的 46，XY DSD 和雄性化的 46，XX DSD。此外，性染色体异常 DSD 如 47，XXY 也可表现为小阴茎。该患者双侧睾丸存在，染色体核型 46，XY，故患儿小阴茎为 DSD 局部表现的可能性小。

（2）隐匿性阴茎：小阴茎和隐匿性阴茎都属于阴茎显露不良，隐匿性阴茎是阴茎周围组织结构和被覆组织结构的异常导致的阴茎显露不良，其阴茎牵拉长度正常。该患者阴茎牵长 2.0cm，小于 3.7cm，即小于同龄阴茎牵长 –2.5 个标准差，故可排除隐匿性阴茎。

治疗结果及转归

外源性睾酮，进行雄激素诊断性治疗。短期 3 ~ 6 个月，十一酸睾酮 80mg 肌内注射，每月 1 次。期间随访，主要指标为患儿阴茎长度变化。药物治疗 3 个月后，其母诉阴茎牵拉长度 2.4cm。继续上述药物治疗，并定期监测睾酮及阴茎长度。

例 2

患儿，男性，3 岁 2 个月。1 岁时至郑州大学第一附属医院就诊。彩超示：右侧睾丸位于腹股沟区，大小约 1.5cm × 1.0cm × 0.6cm，左侧睾丸位于阴囊内，大小约 1.4cm×0.9cm×0.6cm，阴茎海绵体横断面宽度约 0.7cm（双侧），纵切面长度约 1.7cm。诊断：隐匿性阴茎；右侧隐睾。予以 HCG 500U，肌内注射，每周 2 次，连续 9 次，观察疗效。2 岁 8 个月时至郑州市儿童医院就诊，查体：阴茎外观短小，外露约 0.5cm，阴茎牵拉长度 1.7cm，双侧睾丸位于阴囊，约 0.5 ~ 1.0ml。给予 HCG 刺激试验，结果提示睾丸功能正常。诊断：隐匿性阴茎。治疗方案：建议住院手术，家属未同意手术。2 岁 10 个月时至北京儿童医院就诊，查体：阴茎外观短小，外露约 0.5cm，阴茎牵拉长度 1.7cm，横断面直径约 0.9cm，双侧睾丸 0.5 ~ 1.0ml。诊断：小阴茎。治疗方案：HCG 1000U，肌内注射，隔日 1 次，共 10 次，以观疗效，家属仍未同意当时治疗方案。2 岁 11 个月时至北京大学人民医院泌尿男科就诊。诊断：小阴茎。治疗方案：十一酸睾酮注射液 25mg（实际注射 250mg）肌内注射，每月 1 次，共 3 个月。现阴茎增长，牵拉长度达 5.0cm，伴随有阴茎胀痛感，故到焦煤集团中央医院泌尿男科就诊。

染色体核型分析：46，XY。

治疗结果及转归：肌内注射十一酸睾酮注射液 250mg，每月 1 次，3 个月后，阴茎明显增长，牵拉长度由 1.7cm 增长到 5.0cm，睾酮水平达 5.25ng/ml（参考值：0.03 ~ 0.32ng/ml），明显高于正常儿童的水平，阴茎牵拉长度在正常范围，阴茎胀痛感在治疗后 2 个月消失（表 8）。

表 8　肌内注射十一酸睾酮 250mg 前后性激素水平变化

性激素	注射十一酸睾酮前	注射十一酸睾酮 3 个月后	参考范围	单位
E_2	< 5.0	< 18.35	≤ 73.4	pmol/L
TESTO	< 0.025	5.25 ↑	0.03 ~ 0.32	ng/ml
FSH	1.19	0.16	0 ~ 12.4	IU/L

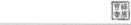

病例分析

小阴茎是指阴茎伸展长度小于相同年龄或相同性发育正常状态人群的阴茎长度平均值 2.5 个标准差以上者，但解剖结构和外观形态正常。对于小儿，拉长的阴茎长度小于平均值减去 2.5 个标准差可诊断为小阴茎。小阴茎的病因复杂，虽可用药物、手术等方法治疗，但整体疗效不佳。

阴茎长度与小阴茎的诊断密切相关

《尼尔逊儿科学》《儿科内分泌学》里定义：小阴茎是指外观正常但阴茎伸展长度小于相同年龄或相同性发育正常状态人群阴茎长度平均值 2.5 个标准差以上者。阴茎长度的测量方法有手工测量和超声测量。手工测量包括阴茎松弛长度的测量、阴茎牵伸长度的测量、阴茎勃起长度的测量。阴茎牵伸长度的测量非常重要，方法如下：①测定方法（Schonfeld 等，1942 年）：室温下，患者平卧位，将未勃起的阴茎置于伸展状态，沿阴茎背侧，从耻骨联合到龟头顶点的距离所得的长度，包皮长度不计算在内，此过程须保证阴茎没有勃起，测量器具按压耻骨上脂肪垫以最大限度紧贴耻骨联合正中处。②改良阴茎牵伸长度的测定方法：取 1 个 10ml 注射器，截去针头端，把推药活塞从截去端置入，阴茎从带凸缘一端伸入注射器，注射器两侧凸缘用力按压耻骨上脂肪垫以紧贴耻骨，活塞一边回抽使阴茎伸直，在阴茎被回抽伸直最佳状态时，读出注射器刻度即为阴茎长度。阴茎松弛长度和牵伸长度的测量方法中，对测量结果的影响因素有：①测量者的差异：所以多数研究中都只由 1 名研究者进行测量工作；②温度：所有的研究都在温暖的室温下进行，但是精确的温度都没有被提及；③人种的不同：已有资料中，欧洲、印度、新加坡、阿拉伯、土耳其人的阴茎长度大于中、日、韩、朝鲜人；④年龄构成比的不同：成年人随着年龄的增长，白膜弹性降低导致阴茎的延展性降低；⑤耻骨上脂肪垫的厚度：特别是在肥胖人群中，会严重影响到阴茎长度测量的可靠性；⑥阴茎牵伸长度终点的确定：牵伸阴茎的力量各有不同，以阴茎不能继续伸展为标准比较模；⑦阴茎与身体之间的角度：在测量牵伸长度时，从文献看阴茎都被牵伸与身体成 90°时进行测量，但是在测量松弛长度时文献均未明确提及阴茎角度；⑧包皮情况：包皮过长或者包茎导致阴茎头顶点不能很好地暴露，阴茎不能被很好地拎起牵伸，这将影响到阴茎长度测量结果。

Smith1995 年应用超声测量：室温下，患者平卧位，双腿伸直并拢，阴茎架于两侧睾丸之间的阴囊中缝上，测量松弛阴茎背侧最长切面的超声图像即为阴茎长度。图像为倾斜的矢状面图像，可以把阴茎脚及阴茎的下垂部分均包含在同一个图像中，并使阴茎脚成像最佳。阴茎脚位于耻骨弓下缘或其稍后方，其末端的圆钝膨大被认为是后侧的标志。背侧阴茎图像为一个伸长的低回声结构。测量数据为紧贴凸形边界的轨迹长度。阴茎从阴茎头到圆锥形末端的图像非常容易辨认。例 2 患儿的阴茎牵拉长度在 2 岁 11 个月之前最长值是 1.7cm，2 岁界值为 2.6cm，3 岁界值 2.9cm，明显低于界值，可明确诊断为小阴茎。

发病原因及机制

阴茎的发育主要依赖于由睾丸间质细胞分泌的雄激素——睾酮（T），睾酮在 5α- 还原酶作用下转化为双氢睾酮，再作用于雄激素受体使阴茎增长。睾酮的产生需要下丘脑 – 垂体 – 性腺轴激素的作用，下丘脑产生的促性腺激素释放激素（GnRH）刺激垂体前叶分泌促性腺激素（FSH 和 LH），后者刺激睾丸间质细胞分泌睾酮。以上任何一个环节出现异常，均可影响阴茎的发育，可能产生临床所见的小阴茎。①从患者青春期启动的外在表现即睾丸 4ml，内在表现即 FSH 3.75IU/L，LH 1.17IU/L；骨龄与生活年龄或日历年龄相符，故判断该患儿青春期已启动。因此可排除下丘脑、垂体异常。②患者语言行为应答正常，既往无其他系统疾病，硫酸脱氢表雄酮72.2μg/dl，在正常参考值范围，故初步判断 ACTH- 肾上腺轴正常启动。③染色体核型，46，XY，可初步排除先天原发性睾丸功能障碍。综合上述评估结论，患者小阴茎可能的原因为雄激素合成和转化、雄激素受体及其后信号传导系统异常。如：5α- 还原酶不完全缺乏，导致双氢睾酮低水平；雄激素受体不敏感不完全型；LH 受体敏感性下降；睾酮合成途径异常。就目前收集的资料而言，5α- 还原酶不完全缺乏可能性最大，如有条件时可检测血清双氢睾酮浓度以证实。

诊断

1. 病史询问

要特别注意患者的家族史及患者母亲的生育史。通过询问患者的家族史或患者母亲生育史，往往可以发现其病因的线索。患者母亲既往有死产史或直系亲属中有尿道下裂、隐睾、嗅觉缺失、耳聋及其他先天畸形或不育者提示家族中可能存在遗传性疾病。Kallmann 综合征（家族性嗅神经 – 性发育不全综合征）患儿的家族中常可发现有嗅觉缺失或减退者；患者母亲妊娠期间有胎动减少或患儿出生时肌张力低下，要警惕 Prader-willi 综合征（肥胖 – 性腺功能减退综合征）。本例患儿爷爷的哥哥为小阴茎患者。

2. 体格检查

①应注意患者有无明显的身材矮小或肥胖，皮肤有无多发色素

痣或鱼鳞癣。②有无异常的头面部表现，这些表现常可提示染色体异常、脑中线发育缺失或其他畸形综合征（这些综合征常包括头小畸形、眼距宽、耳朵位置低下、嘴巴小和硬腭高拱等），在较大的儿童应行听测试和嗅测试。③检查四肢有无手足小、并指（趾）或多指（趾）。④要特别留意生殖系统的检查，包括准确测量阴茎伸展长度，估计阴茎体积，注意阴囊的大小、对称性和皱纹，睾丸的大小和硬度，有无隐睾及睾丸异位。本例患儿伴有右侧隐睾发生。

3. 实验室检查及影像学检查

检查的目的是明确先天性小阴茎的病因存在于中枢、性腺还是外周。

（1）垂体筛选试验：不少小阴茎患儿，垂体存在病变，除了生殖激素水平低下外，其他垂体激素缺乏往往同时存在，最常见的是GH 缺乏，也可有甲状腺激素、促肾上腺皮质激素缺乏，故所有患儿均需初步判定其垂体功能。生后数天内常规连续测定血糖、血钠、血钾，测定血皮质醇、生长激素、甲状腺激素及甲状腺结合球蛋白、促性腺激素、促肾上腺皮质激素。疑有肾上腺皮质功能不全则需行促肾上腺皮质激素（ACTH）激发试验；疑有 MPHD 者除检查性腺激素外，还需检查 ACTH、促甲状腺素、生长激素及垂体催乳素。

（2）下丘脑－垂体－性腺（HPG）轴功能检测：可用以区分HPG 和原发性睾丸功能障碍。然而，对婴儿和儿童来说，这条轴的发育尚未完善，呈不反应状态，有时很难通过测定促性腺激素或性腺激素来鉴别（如有的睾丸病变者血清睾酮还可轻度升高，并常与正常值重叠造成诊断困难）这两类疾病；因此，只能根据患儿年龄段分别采取不同的测定及判断方法。GnRH 兴奋试验用以评估垂体促性腺激素的分泌功能，正常反应为 LH 在 30 ～ 45 分钟升高 3 ～ 6 倍，FSH 增加 20% ～ 50%。无反应常为垂体促性腺激素缺乏。

笔记

（3）HCG兴奋试验：评估睾丸分泌T的功能状况，国内多采用HCG隔日肌内注射1次，连续3次，在注射前及第3次注射后的次日测定血清T及DHT，正常反应为T水平增加可达2倍以上。无反应或反应低下为原发性或继发性性腺功能不全，但反应迟钝者经多次HCG兴奋后血T又升高可排除睾丸本身功能不全。体质性青春发育延迟可有正常反应。本例患儿通过HCG刺激试验结果显示睾丸本身功能正常。

（4）小青春期激素水平：小青春期是近年来的研究热点。小青春期是指男性婴儿从出生到6个月龄的一个窗口期，此期体内诸多性激素（FSH、LH、T、抗苗勒管抑制因子、抑制素B）水平出现短暂的迅速上升，达到近似青春期的分泌水平，而后降低。小青春期特殊的分泌特点可为临床医师提供一个重要的窗口期确定小阴茎、小睾丸的诊断。在这个特定的窗口期内，特定的性激素水平检测可很好地评估男性睾丸细胞的存在和功能，它们提供了一个无需激发试验，操作上更为简便的早期诊断方法。对于小阴茎、小睾丸的小婴儿应重视小青春期性激素水平的检测。本例患儿错过了小青春期的性激素检测。

（5）影像学检查：①CT或MRI常规检查：伴有颅面畸形的患儿，应该特别注意视交叉、第四脑室和胼胝体的情况；疑为Kallmann综合征时，必须特别注意嗅沟的情况；还可发现不在阴囊内的睾丸的位置及形态，以及肾脏及肾上腺的情况。②超声检查：所有HPG患者必须行肾脏超声检查，因为HPG经常与单侧肾脏发育不全有关；超声包括彩超，还可用于检查不在阴囊内的睾丸的位置和形态。③核素扫描：当发现仅有一个肾脏时，使用^{99}Tc行肾脏扫描，以观察"缺失"的肾脏有无异位，还可发现因太小而超声等影像检查不能发现的发育不良的肾脏组织。另有报道，通过核素扫描，发现注入体内

标记有 ^{131}I 的 HCG 能浓聚于睾丸，进而发现异常睾丸的位置并可估计其功能。④泌尿生殖窦 X 线造影术：并不作为常规检查，但当影像检查或腹腔镜检查发现性腺发育不良、卵睾或苗勒管结构时，或者怀疑患者为雄激素不敏感时，可考虑施行这项检查。本病例影像学资料欠缺。

鉴别诊断

阴茎短小的常见类型：小阴茎、隐匿阴茎、蹼状阴茎、束缚阴茎、埋藏阴茎。

1. 小阴茎与隐匿阴茎鉴别

隐匿阴茎是指阴茎体不能正常显露的一组症状群，而不是单纯的一种疾病，主要包括埋藏阴茎、隐匿阴茎、蹼状阴茎、陷没阴茎等，是指由于阴茎根部皮肤固定不良、阴茎手术后瘢痕形成或肥胖等原因造成发育正常的阴茎隐匿于耻骨前皮下组织中，表现为外观上阴茎短小的一种状态；其中的蹼状阴茎：又名阴茎阴囊融合，指阴囊中缝皮肤与阴茎腹侧皮肤相融合，使阴茎阴囊皮肤未完全分离，造成阴茎阴囊角变小或消失，形成"鹅掌"，故称之为蹼状阴茎。隐匿阴茎与内分泌异常引起的小阴茎不同，隐匿阴茎的阴茎体是正常的，常缩藏于体内，凸出外面的只有尖尖的小包皮，如果用手将阴茎皮肤向内挤压，阴茎体就会显露出来，但手稍一放开，阴茎体又回缩了；而小阴茎的阴茎体细小，阴茎牵拉长度小于相同年龄或相同性发育正常人群阴茎长度平均值 2.5 个标准差以上。

2. 混淆之处

隐匿阴茎、埋藏阴茎、蹼状阴茎和小阴茎都属于先天性发育异常和畸形性疾病，表面看上去阴茎都短小，容易混淆。例 2 患儿 2 岁 8 个月之前被诊为隐匿性阴茎。

治疗

小阴茎的治疗目的是尽量恢复阴茎长度，满足其生理功能及有利于身心健康。治疗方法有药物治疗和手术治疗。

1. 药物治疗

内分泌治疗是目前主要的治疗方法，但治疗时机、药物选择、给药途径仍存在争议。内分泌治疗是用促进 T 产生的促性腺激素如 GnRH、HCG、HMG 或 T 替代物。

（1）治疗时机：目前内分泌药物治疗的年龄还存在很大争议。虽有人分别通过对 7 日龄（8 例）、28 日龄（8 例）、56 日龄（7 例）及 84 日龄（7 例）小阴茎白鼠给予 4mg/100d 的 T，然后随访到 98 日龄，并对阴茎长度及 5α- 还原酶 2 活性进行测定结果发现：早期使用雄激素虽可使阴茎暂时增长，但也可使阴茎雄激素受体下调，并加速 5α- 还原酶 2 活性丢失，并导致最终成年后阴茎长度达不到正常水平。因此，认为小阴茎内分泌治疗应始于青春发育期。但 Zshij 等通过对 53 例 0 ~ 13 岁小阴茎患儿给予肌内注射庚酸睾酮 25mg，并测量肌内注射前及肌内注射 4 周后阴茎长度，结果发现：治疗后阴茎长度增长差异有统计学意义。提示在婴幼儿期、青春前期及青春期给药均可获满意疗效。由此可见，小阴茎的治疗时机仍有待更多的临床资料研究予以支持。例 2 于 2 岁 11 个月时给予肌内注射十一酸睾酮 25mg（实际用量 250mg），每月 1 次，共 3 个月，阴茎明显增长，阴茎伸展长度达 5cm，睾酮水平 5.25ng/ml（0.03 ~ 0.32ng/ml），骨龄大于实际年龄（< 1 岁）。从本病例看，在婴幼儿期应用十一酸睾酮注射液治疗小阴茎可获得满意效果；给药剂量可以从正常用量开始（比如 25mg），根据骨龄大小增减调整；本例因误用 250mg 十一酸睾酮注射液，使睾酮水平快速提高达 5.25ng/ml，阴茎快速增长达 5cm，骨龄大于实际年龄（< 1 岁），伴有阴茎生长痛。远期

笔记

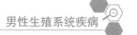

效果如何，还有待于随访观察。

（2）药物选择及应用：目前治疗小阴茎的药物主要有 2 种类型。
①睾酮（T）、可直接促进阴茎增长的双氢睾酮（DHT）。②促进 T
产生的促性腺激素目前应用最为广泛，因为它既可以对下丘脑、垂
体病变有效，也可促进睾丸产生 T。为达到最终 T 水平升高，直接
针对下丘脑、垂体病变宜首选 GnRH，但目前因此药价格较贵，尚
未广泛推广应用。作为替代治疗的 T 多在发育异常睾丸无法产生足
够的 T 以维持血清 T 水平及为促进阴茎增长时才使用。Main 报道了
2 例 HH 男性婴儿，在 4 个月龄时因缺乏健康同龄儿童中出现的性
激素高峰而早期确立诊断，用 T 治疗后阴茎和阴囊的发育状况得到
显著改善。早期使用 T 治疗是否能改善将来的生殖功能尚不能确定。
治疗方法：每月注射 1 次十一酸睾酮注射液（250mg）或口服十一
酸睾酮软胶囊（40mg），每日 1 ~ 2 次。

选择 T 制剂应遵循以下原则：①宜选择天然 T 制剂，而不应选那
些 T 分子结构已被改造的烷类化合物；②宜选择能维持血清 T 水平稳
定制剂，避免选用那些导致血清 T 水平迅速升高与下降的 T 制剂。为
了达到治疗目的也不使血清水平明显波动，建议选择十一酸睾酮注射
液，每月注射 1 次。5α- 还原酶 2 缺乏时 T 就无法转换为可被雄激素
受体结合而促进阴茎增长的 DHT，因此，对 5α- 还原酶 2 缺乏所致小
阴茎只能用 DHT 治疗。Charmandari 等用 DHT 外用制剂（DHT 胶浆）
治疗小阴茎 6 例。结果发现：给予患儿 DHT 胶浆 0.2 ~ 0.3mg/（kg·d），
连续应用 3 ~ 4 个月，就能维持其血 DHT 于正常成人水平，并得出
其药代动力学参数：达峰时间 2 ~ 8 小时，维持时间 24 小时。提示
外用 DHT 治疗小阴茎有满意疗效。由于 T 及 DHT 为终末激素，存在
抑制下丘脑 – 垂体 – 性腺轴、内分泌系统紊乱、骨骺过早愈合等不良
反应，因此 Arisaka 等主张慎用 T 及 DHT。总之，雄激素制剂的应用

还存在争议，有待进一步探索及总结经验。本病例经验推荐使用十一酸睾酮注射液，既方便患儿给药，又不刺激睾丸，效果满意。

2. 手术治疗

手术治疗多用于内分泌治疗无效者，由于手术的效果至今仍不能令人满意，选择手术治疗宜慎重。因此，目前大多认为成年男子阴茎疲软状态下小于 4cm 或伸长状态下小于 7cm 者才考虑，不主张应用于婴幼儿。目前的阴茎延长术术式主要有：①耻骨弓前阴茎海绵体延长法；②切断阴茎浅悬韧带脂肪瓣填塞法；③阴茎残端延伸法等。

3. 治疗期间应关注的问题

①大多数小阴茎对雄激素是敏感的，如用药无效多数为两性畸形或雄激素受体缺乏。②阴茎的生长潜力与年龄有关，随年龄的增长生长能力将逐渐减退，故成年时应用睾酮治疗小阴茎效果常不显著。青春期前用药往往能达到同龄正常人大小，但停药后经过几个月又会缩小。因此，青春期前的反应不能预示以后阴茎增长的程度。③药物的使用方法以全身应用最为有效，用睾酮霜做局部涂抹后，血浆睾酮升高，所以其作用可能是由于经皮肤吸收所致，故局部应用并不比全身应用优越。④治疗反应良好者可见第二性征改善，阴毛、胡须出现或增多，阴茎长度增加，但生育力不一定能改善。

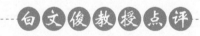

白文俊教授点评

小阴茎诊断明确，但因病因复杂，依据目前的检查及检测项目难以确定患儿确切的病因，故先给予睾酮诊断性治疗。经治疗 3 个月后阴茎发育，牵拉长度 2 例均有增长，治疗有效，继续目前治疗方案，但仍需继续进一步检查，明确病因，小阴茎其常见病因如下：

1. 低促性腺激素性腺功能低下症，病变原发于下丘脑和垂体

①脑组织结构异常：无脑畸形儿、先天性脑垂体不发育、部分脑胼胝体发育、小脑畸形等，均可因促性腺激素分泌不足而引起小阴茎。

②无脑组织异常的先天性促性腺激素释放激素缺乏：包括下丘脑 GnRH 缺乏和垂体促性腺激素缺乏。前者有 Kallmann 综合征、特发性及继发性 GnRH 缺乏等，后者包括联合垂体激素缺乏症、单纯性 FSH 或 LH 缺乏。

2. 高促性腺激素性腺功能低下症

包括病变原发于睾丸的原发性性腺发育不全，如 Klinefelter 综合征；促性腺激素受体缺陷；雄激素合成或代谢障碍，如雄激素受体缺乏症及 5α - 还原酶缺乏症。这类患者的下丘脑、垂体分泌功能均正常，引起小阴茎的原因主要在睾丸本身。

3. 原发性小阴茎

即无明确病因，但青春期后发育可基本正常者。此外，有人认为环境内分泌破坏物，如二噁英、有机氯杀虫剂等亦可导致小阴茎。临床上以低促性腺激素性腺功能低下症和高促性腺激素性腺功能低下症最为常见。

参考文献

1.Cimador M，Catalano P，Ortolano R，et al.The inconspicuous penis in children.Nat Rev Urol，2015，12（4）：205-215.

2.Wiygul J，Palmer LS.Micropenis.Scientific World Journal，2011，11（4）：1462-1469.

3.Hatipoglu N，Kurtoglu S.Micropenis：etiology，diagnosis and treatment approaches. J Clin Res Pediatr Endocrinol，2013，5（4）：217-223.

4.Srinivasan AK，Palmer LS，Palmer JS.Inconspicuous penis.Scientific World Journal，

　2011，11（10）：2559–2564.

5.Campbell J，Gillis J .A review of penile elongation surgery.Transl Androl Urol，

　2017，6（1）：69–78.

017 阴茎硬结症一例

病历摘要

　　患者，男性，71 岁，丧偶，退休工人。主诉：阴茎中部硬结伴勃起疼痛 2 个月。自诉半年前因急性尿潴留行留置导尿 10 天，导尿管拔除后时有阴茎不适，2 个月前夜间睡眠时出现痛性勃起，并出现阴茎上弯，约 40°，阴茎疲软后疼痛可缓解，勃起后疼痛再次发作，自服中药（具体不详）无明显缓解，排尿尚可，为求诊治遂来诊。既往有高血压病、前列腺增生症，坚持服用盐酸坦洛新缓释片 0.2mg，1 次 / 日。查体：阴茎疲软状态外观正常，阴茎中段可触及索条状物，压痛（＋），质地硬，表面光滑，指关节无挛缩，手无胼胝体形成，余检查无明显异常。生化检查未见异常。彩超：2017 年 5 月 31 日阴茎彩超（北京房山区中医医院）：阴茎海绵体纤维化合并钙化。

　　诊断：阴茎硬结症。

　　治疗：缓解勃起疼痛，改善阴茎弯曲，保守治疗为主，给予维生素

E 烟酸酯胶囊 0.1g，每日 3 次口服。治疗随访 2 月余，现勃起时疼痛缓解，硬结较前变硬，勃起时阴茎仍有弯曲，达 40°，因丧偶，未尝试性生活。

病例分析

阴茎硬结症是一种以白膜形成纤维样、非顺应性硬结为特征的男科常见疾病，亦称阴茎纤维性海绵体炎、结节性阴茎海绵体炎、海绵体纤维化等。最早报道在 1742 年，常伴有痛性勃起，阴茎弯曲、阴茎功能性缩短和勃起功能障碍。多发于中年男性，发病高峰在 55 岁左右，其发病率随年龄的增长而增加。近年来阴茎硬结症的总发病率及伴随疼痛和勃起功能障碍的发病率有增加趋势，遗憾的是，到目前仍没有明确的诊断和治疗标准。阴茎硬结症的高危因素主要有外伤、尿道内器械操作、尿道感染、糖尿病、痛风、应用 β - 受体阻滞剂和先天性染色体异常等，发病机制包括解剖基础及分子生物学机制，血管炎性浸润是阴茎硬结症的早期病理改变，致密胶原结缔组织为最终病理结果。根据硬结致病结果临床常分为 3 型：①无症状性硬结或不影响性交的阴茎弯曲；②硬结使阴茎弯曲加剧导致性交痛和（或）无法完成性交；③伴有勃起功能障碍。该病应与阴茎部位硬化淋巴管炎、阴茎海绵体肿瘤相鉴别。硬化性淋巴管炎位置多表浅，勃起时无明显疼痛和阴茎弯曲；阴茎癌常表现在阴茎头、包皮内板、冠状沟的菜花样肿物，较阴茎硬结质硬、增长快、易破溃，活检发现癌细胞可与阴茎硬结相鉴别。结合该患者病情及诊断治疗可知，阴茎硬结症部分有诱因，但多数患者未发现明确的诱因，大部分阴茎硬结症病程分为两个阶段：活动期，持续 6~18 个月，常发生痛性勃起和阴茎畸形；静止期，主要以阴茎畸形为特点。治疗以局部消炎、止痛、消肿、促使硬结软化或消失为原则，包括非手术治疗和手术治疗。非手术治疗缺乏循证医学证据，包括口服药物如肉毒碱、维生素E、秋水仙碱、己酮可可碱、对氨基苯甲酸钾，硬结区局部注射胶原蛋白酶、干扰素、维拉帕米、甾体类药物及低能量体外冲击波、离子电渗疗法、阴茎牵引等外部能力治疗。阴茎严重弯曲影响性生活可考虑手术治疗，方法主要包括阴茎白膜缩短术、硬结切开 / 切除 + 补片移植术和阴茎假体植入术，术后均不是很理想，且易复发。

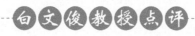

  阴茎硬结活动期常发生痛性勃起和阴茎畸形；静止期，主要以阴茎畸形为特点。治疗以局部消炎、止痛、消肿，促使硬结软化或消失为原则，包括非手术治疗和手术治疗。非手术治疗缺乏循证医学证据，阴茎严重弯曲影响性生活可考虑手术治疗。阴茎硬结是慢性病，不会恶变，早发现、早治疗，效果好。

018 男性乳房发育症两例

病历摘要

例 1

  连续服用螺内酯片2个月后出现男性乳房发育伴勃起功能障碍一例。

患者，男性，18 岁。主诉：服用螺内酯后出现男性乳房发育伴勃起功能障碍 1 月余。3 个月前，因面部痤疮至皮肤科就诊，给予性激素检测，早晨 9 点空腹抽血送检结果：血清总睾酮水平（7.8ng/L）在正常范围，予以螺内酯片 40mg，tid，po，连续服用 2 个月，痤疮症状逐渐好转。为巩固治疗，继续服用螺内酯，近 1 个月来发现双侧乳房渐进性增大伴勃起功能障碍逐渐加重，故至男科就诊。平素身体健康，否认慢性肝病史，否认电离辐射和毒物接触史，无外伤史及药物过敏史，无不良嗜好。父母体健，无兄弟姐妹，家族中无类似疾病。查体：双侧乳房弥漫性对称性增大，触痛（−），阴茎牵拉长度 13cm，双侧睾丸 20ml，质地正常。螺内酯治疗 3 个月后性激素检测结果在正常范围。诊断：男性乳房发育。诊疗计划：停服螺内酯，等待观察。停药观察半年后性激素水平检测结果正常。

例 2

肝功能异常后出现男性乳房发育一例。

患者，男性，55 岁。主诉：发现左侧乳房无痛性肿块半年。半年前，发现左侧乳房有一个"核桃"大小的肿块，无痛，未介意；之后左侧乳房逐渐增大，现已"鸭蛋"大小，故就诊。既往有慢性乙肝病史 10 年；高血压病史 8 年，规律用药，血压可控制在正常范围；否认糖尿病病史，无外伤及手术史，嗜酒 30 年，平均每日半斤白酒，抽烟 35 年，平均每日 20 ~ 40 根。体格检查：左侧乳房可触及 5cm×6cm 肿块，质韧，触痛（−），边界清楚。阴茎牵拉长度 12cm，双侧睾丸约 15ml，质地稍软。治疗前性激素水平测定：雌二醇（E_2）186pmol/L（参考值：28 ~ 156pmol/L），孕酮（P）2.4nmol/L（参考值：0 ~ 4.3nmol/L），睾酮（T）2.28ng/L（参考值：2.8 ~ 8.0ng/L），促黄体生成素（LH）6.86IU/L（参考值：0 ~ 8.6IU/L），促卵泡生成素（FSH）8.92IU/L（参考值：0 ~ 12.4IU/L）。治疗前肝功能 + 蛋白化验结果：总胆红素 79μmol/L（参考值：8 ~ 21μmol/L），直接胆红素 56μmol/L（参考值：0 ~ 6μmol/L），间接胆红素 23μmol/L（参考值：2 ~ 15μmol/L），谷丙转氨酶 186U/L（参考值：7 ~ 40U/L），谷草转氨酶 200U/L（参考值：13 ~ 35U/L），总蛋白 55g/L（参考值：65 ~ 85g/L），白蛋白 28g/L（参考值：40 ~ 55g/L），球蛋白 27g/L（参考值：20 ~ 40g/L），白球比 1.0（参考值：1.2 ~ 2.4）。彩超报告：①男性乳房发育；②肝脏弥漫性损伤。诊断：男性乳房发育症；肝硬化。诊疗计划：①降酶保肝治疗；②十一酸睾酮软胶囊 40mg，每日 2 次，口服。连续治疗 3 个月，肝功能恢复正常，睾酮水平恢复正常达 6.8ng/L，左侧乳房未再增大。连续治疗 6 个后，左侧乳房发育逐渐消退。治疗 3 个月后复查性激素水平、肝功能 + 蛋白化验结果均正常。

病例分析

例 1：该患者乳房发育与长期口服螺内酯有关。螺内酯具有抗雄激素样作用，或对其他内分泌系统有影响。长期服用使雌激素 / 雄激素比值增高，睾酮水平降低，导致男性乳房发育，阴茎勃起功能障碍。

例 2：该患者乳房发育与慢性肝病、长期饮酒导致肝功能异常有关。肝功能减退使雌二醇的灭活能力降低，雌激素相对增多，雌激素 / 雄激素比值升高，出现男性乳房发育。

临床上根据病因不同，男性乳房发育（GM）可分为生理性、病理性和特发性三类。生理性 GM 包括新生儿期、青春期和老年期 GM。

笔记

生理性 GM

1. 新生儿期 GM

新生儿期 GM 其发生率为 60% ~ 90%，表现为出生时乳房结节增大，这是由于母体或胎盘的雌激素进入胎儿体循环，作用于乳腺组织引起的。通常在 1 ~ 3 周消退，偶尔可持续数月至数年，如持续时间过长需警惕内分泌及遗传性疾病。

2. 青春期 GM

男性青春期阶段可出现一过性乳房增大，发生率为 30% ~ 60%，通常从 10 ~ 12 岁开始，13 ~ 14 岁达到高峰，持续时间短则几个月，长则 2 年，多数能够在 1 年内自行恢复到正常状态，不足 5% 的青春期男性 GM 表现为持续性。多数男孩两侧乳腺增生的程度不对称，一侧较另一侧大，两侧乳房增生出现的时间也可不一致，可伴疼痛，无红肿。青春期 GM 的确切原因还不清楚，目前认为可能是青春期性激素分泌旺盛，垂体前叶促性腺激素刺激睾酮和雌激素的产生，睾丸在分泌大量睾酮之前合成大量的雌激素，从而引起血清中雌激素 / 雄激素比值升高而产生一过性男性乳腺发育增生。研究发现，男孩血浆睾酮达到成人水平之前，血浆雌二醇浓度已达到成人水平，因而雌激素 / 雄激素比值增高，而且伴乳腺增生症的男孩平均血浆雌二醇水平较高。此外，青春期阶段乳腺局部的芳香化酶作用增强，局部雌激素形成增多，导致青春期乳腺增生。还有研究认为可能是由于乳腺组织对生理水平的游离雌激素敏感性增加所致。

3. 老年期 GM

老年性 GM 以 50 ~ 80 岁最为常见。老年男性大多伴有不同程度的睾丸功能下降，雌激素和雄激素的代谢已发生变化，包括血浆总睾酮水平下降，血浆游离睾酮水平降低，SHBG 水平升高。此外，老年人身体组织中脂肪含量增高,使外周组织的芳香化酶作用增强,上述变化足以使血浆和乳腺组织中雌激素 / 雄激素比例升高,使乳腺组织增生,并且这种现象随着年龄的增长而增加。但对老年人首先要排除器质性疾病的可能,如分泌雌激素的肿瘤、心血管疾病、肝病、肾病或者常服用多种药物,这些情况也可引起乳腺增生。

病理性 GM

1. 雌激素水平增高

(1)睾丸肿瘤:有些睾丸肿瘤(如:绒癌、畸胎瘤及少数精原细胞瘤)能产生绒毛膜促性腺激素(HCG),可使睾丸残存组织合成睾酮和雌二醇增加。同时由于癌组织中芳香化酶浓度升高,可使雄激素过多地转成雌激素。睾丸肿瘤产生雌激素增加,反馈抑制促性腺激素分泌,导致雄激素分泌继发性减少。雌激素分泌增多对睾酮合成酶也有影响,进一步使睾酮合成减少,导致雌激素 / 雄激素比值明显失调,出现乳腺增生症。

(2)肾上腺肿瘤:某些肾上腺癌能产生大量的雌激素或其前体——雄烯二酮等物质,这些前体又可在周围组织内被芳香化酶转化成雌二醇。同时垂体促性腺激素分泌被抑制,睾酮分泌减低,导致雌激素 / 雄激素比值升高。

(3)肝硬化、酒精中毒:肝功能减退时雌激素降解减弱,同时雄激素的芳香化作用增强,使雌激素相对增多。

(4)其他:真两性畸形、先天性肾上腺皮质增生患者睾丸分泌雌激素增多。一些少见的基因突变和常染色体显性遗传病芳香化酶活性可增强,导致雌激素生成相对或绝对增多。

2. 雄激素分泌过少

原发性或继发性的睾丸功能低下,如:Klinefelter 综合征、无睾症、睾丸炎等患者，睾丸功能减退，雄激素分泌减少；同时促性腺激素反馈增高，刺激 Leydig 细胞分泌睾酮，其中部分在外周转化为雌激素；促性腺激素也能增强 Leydig 细胞芳香化酶活性，使睾丸产生雌激素增加，导致 GM。

3. 雄激素受体不敏感

睾丸女性化患者虽然血液循环中性激素水平正常，但因雄激素受体对睾酮不敏感，因而乳腺局部形成了雌激素 / 雄激素作用比值失调，雄激素作用减弱而雌激素作用相对增强导致乳腺增生。

4. 核型异常

有些男性乳房发育是由于克隆核型异常所致，如：12p 缺失、9、17、19 和 20 号单体，有些患者伴有乳腺的良性或恶性肿瘤。

5. 其他疾病

（1）甲状腺功能亢进症：约有 10% 男性甲状腺功能亢进症患者有乳腺发育，但其原因不明，可能是由于患者甲状腺激素升高，使血浆 SHBG 浓度增高，结合睾酮增多，从而使游离雌激素 / 雄激素比例升高引起，经抗甲状腺功能亢进症治疗可消失。此外，甲状腺功能亢进症可使 Leydig 细胞功能下降造成雌激素 / 雄激素比值升高。

（2）甲状腺功能减退症：甲状腺功能减退症伴 GM 可能与催乳素（PRL）分泌过多，雌激素不足等有关。

（3）慢性肾衰竭：有毒物质堆积可抑制睾丸功能，睾酮水平降低，同时垂体促性腺激素和 PRL 水平升高。

（4）营养不良：可导致雄激素合成下降，垂体促性腺激素合成和分泌受抑制，当营养改善后，这种抑制作用消失。

6. 药物

除了雌激素及其类似物、绒毛膜促性腺激素、雄激素拮抗剂等导致乳腺增生以外，以下药物也有报道可以导致乳腺增生：西咪替丁、螺内酯、雄激素、异烟肼、利福平、白消安（马利兰）、钙拮抗剂、血管紧张素转换酶抑制剂（ACEI）、苯妥英钠、三环类抗抑郁剂、青霉胺、地西泮（安定）、大麻、海洛因等这些药物可导致雌激素 / 雄激素比值升高，但具体作用机制尚不明确。

特发性 GM

约有一半或一半以上的男性乳房发育找不到明确原因，各种激素测定均正常，称之为特发性 GM，但要注意其中一些患者可能曾经有过短暂的致女性化的因素，就诊时这些因素已不存在。他们可能在工作和生活环境中接触过少量的雌激素或抗雄激素物质，或曾经有过轻度的内分泌功能障碍。

GM 病理改变

GM 的病理改变与女性乳腺不同，无分泌乳汁的乳腺小叶，仅有乳管的增生和囊状扩张，同时伴有纤维脂肪组织的增生。不同病因引起的 GM 具有相同的组织学改变。早期的特点是腺管系统增生，腺管变长，出现新的管苞和分枝，基质的成纤维细胞增生。晚期（数年后）上皮增殖退化，渐进性纤维化和透明变性，腺管数目减少，并有单核细胞浸润。当病情发展至广泛的纤维化和透明变性阶段时，乳腺很难完全消退。

GM 鉴别诊断

临床上通常认定腺体组织 >0.5cm 为 GM 的诊断标准。诊断 GM 首先要区分真性 GM 和假性 GM。假性 GM 是指由于脂肪沉积而非腺体增生造成的乳房增大。这种情况的患者多为全身性肥胖，并且无乳房疼痛或触痛。两者的鉴别可以通过乳房的触诊得出。真性 GM 患者可触及有弹性的或坚实的盘状组织，以乳头为中心向四周延伸，并且手指合拢可感觉到阻力，而假性 GM 手指合拢时无阻力感。如果查体无法区别时可进行乳房超声检查，其可直观地显示乳腺大小、形态、边界及血流信号，对真假性 GM 的鉴别准确可靠，准确率几乎达到 100%。GM 需要与乳腺癌相鉴别：GM 组织质地韧且有弹性，患者多为双侧，少有乳头溢液；而男性乳腺癌多见于老年男性，常为单侧乳房内孤立肿块，肿块的质地坚实，边界不清，常无触痛，可出现乳晕皮肤粘连及腋窝淋巴结肿大，多有乳头溢液、凹陷或偏离等皮肤改变。如果局部出现溃疡或临近淋巴结肿大，则是晚期乳腺癌表现。如果单纯的临床检查无法对 GM 和乳腺癌做出鉴别时则应该进行乳房钼靶 X 线检查，其鉴别乳腺良恶性的敏感性和特异性可达 90%。乳腺癌 X 线检查显示肿块多位于乳腺外上 1/4 部位，偏心性，边缘不清，呈毛刺状伸展。乳房超声检查对鉴别乳腺良恶性病变的敏感度和特异性也可达 90% 以上，超声显示乳腺癌肿块常偏离乳晕，边界欠清，后方多有衰减。对于高度怀疑乳腺癌患者应尽早做穿刺细胞学检查和病理切片检查确诊。

GM 的治疗方案

1. 对因治疗

去除病因后，多数 GM 可自行消退。如：例 1 中的男性乳房发育与长期口服螺内酯有关，停服螺内酯 6 个月后，乳房逐渐缩小至恢复正常。

2. 药物治疗

（1）十一酸睾酮制剂：对有睾丸功能减退的患者疗效较好。常用的有：①十一酸睾酮注射液，可提高体内睾酮水平，一般用 250mg，每 3 ~ 4 周肌内注射 1 次。②十一酸睾酮软胶囊

40 ～ 80mg，2 次 / 日，口服。治疗 3 个月为一疗程，观察有明显疗效。例 2 中的男性乳房发育，在去除病因的基础上，口服十一酸睾酮软胶囊 3 个月后乳房开始缩小，6 个月后恢复正常。

（2）庚烷酸双氢睾酮：200mg，每 3 ～ 4 周肌内注射 1 次，一组报道治疗 3 个月，乳腺缩小 67% ～ 78%，治疗期间血浆 DHT 升高，LH、FSH、T、和 E_2 水平受限制，停药 2 个月后恢复正常，追随观察 6 ～ 15 个月，病情无反复。目前，DHT 仍在试验阶段，尚无上市。

（3）他莫昔芬：能与靶组织的雌激素受体结合，阻断雌激素的作用。常用剂量 20mg/d，分次口服。有学者报道服药 1 个月后乳腺即有明显缩小，效果不明显者可适当提高剂量。

（4）氯米芬：作用机制和他莫昔芬相似，每日口服 50 ～ 100mg，约 70% 的患者有不同程度的疗效。

（5）睾酮内酯：抑制芳香化酶，阻断睾酮在外周转化为雌二醇。有学者报道 450mg/d，分次口服，有明显疗效。未发现不良反应。

3. 手术治疗

乳腺成形术，一般采用环晕入路切除乳晕下乳腺组织。适应证包括：①处于青春期末期或已过青春期仍有乳房发育的男性，乳腺直径 >4cm，药物治疗无效；②严重影响美观者；③疑有恶性变者。

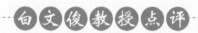

　　GM 的治疗需注意两点：① GM 尤其是青春期 GM，绝大多数患者可以自行消退；②药物治疗（包括中药）往往在疾病早期，腺体增生活跃时期最有效，一旦腺体增大超过一定时间（通常是 12 个月），腺体将发生间质的玻璃样变、组织纤维化，对药物的反应性会明显降低。

男性性功能障碍及其相关疾病

019 高流量型阴茎异常勃起一例

病历摘要

患者，男性，18岁，未婚。主诉：会阴外伤后阴茎持续勃起半年余就诊。患者于2016年9月1日13时会阴部骑跨于木凳，伤后自觉会阴部疼痛不适，约为半小时后疼痛减轻，无血尿、腹痛、排尿困难及阴囊肿胀等不适；十余分钟后出现阴茎勃起，为Ⅲ度勃起，龟头呈粉红色，皮温高于其他部位，持续勃起不能疲软，无疼痛，5天后出现阴茎肿胀疼痛。患者就诊于当地医院，于2016年9月5日行阴茎血管彩超提示："阴茎海绵体动脉瘘"。诊断为阴茎异常勃起，给予药物口服治疗（具体不详），但阴茎仍呈部分勃起状态，无其他不适症状。于 2017 年 4 月 17 日再次就诊于当地某省级医院诊断为"高流量型阴茎异常勃起"，行髂内动脉造影提示左阴部内动脉远端分支动静脉瘘，遂行左侧阴部内动脉超选择性微弹簧圈血管栓塞术（COOK 3mm×2mm 微弹簧圈 1 枚），术中再次造影提示左侧阴部内动脉远端未见显影，动静脉瘘消失（图 25、图 26）。术后患者仍诉阴茎部分勃起状态，于 2017 年 6 月 9 日因性生活时勃起硬度不佳，勃起硬度Ⅲ度，勃起时间约 3 分钟，性交后未诉疼痛不适。患者为进一步诊治，前来北京大学人民医院男科就诊。

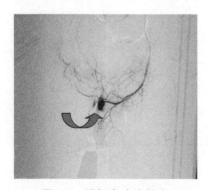 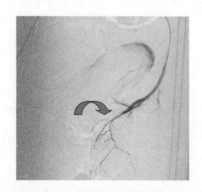

图 25　阴部内动脉数字减影血管造影，可见左侧阴部内动脉远端分支动静脉瘘（弯箭所示）

图 26　阴部内动脉数字减影血管造影，左侧阴部内动脉行超选择性微弹簧圈血管栓塞（COOK　3mm×2mm 微弹簧圈 1 枚），可见动静脉瘘消失（弯箭所示）

既往史：于 2015 年外伤后行右侧股骨干、股骨颈骨折内固定术。否认泌尿生殖系肿瘤病史、血液病病史、动物咬伤史、神经损伤病史。否认吸毒史。无遗传代谢疾病家族史。

查体：外生殖器发育正常，无畸形，阴茎皮肤颜色正常，无青紫、瘀斑及破溃。阴茎勃起Ⅱ度，皮温稍高，阴茎龟头呈粉红色，无触痛，睾丸、附睾、精索未触及明显异常，会阴部压痛阴性，触诊未见明显异常。

辅助检查

（1）血常规、尿常规及凝血功能未见明显异常。

（2）阴茎彩色多普勒超声（2016.09.05）：双侧阴茎海绵体脚部无回声区，左侧大小约 1.2cm×0.9cm，右侧大小约 0.6cm×0.7cm，CDFI 示其内血流信号丰富，PW 呈动脉高阻频谱。考虑双侧阴茎海绵体动脉瘘。

（3）2017 年 4 月 18 日双侧阴部内动脉数字减影血管造影（digital subtraction angiography，DSA）：左阴部内动脉远端分支动静脉瘘，右侧阴部内动脉走行正常，各分支未见明显异常。

（4）阴茎彩色多普勒超声（2017.06.09）：左侧阴茎海绵体脚部无回声区，大小约 1.5cm×1.0cm，CDFI 示其内血流信号丰富；右侧海绵体强回声，大小约 0.7cm×0.5cm，边界清，CDFI 示其内未见血流信号。考虑左侧阴茎海绵体动脉瘘。

（5）海绵体血气分析（2017.06.09）：pH 7.43，PCO_2 37.6mmHg，PO_2 75.3mmHg。

治疗经过及转归

1. 初步诊断

高流量型阴茎异常勃起（外伤后）；右股骨骨折术后。

2. 鉴别诊断

低流量型阴茎异常勃起是临床最常见的阴茎异常勃起，其特点为阴茎海绵体流入量减少，甚至停止，静脉血液滞留，海绵体内压力增高。患者多表现为阴茎勃起坚硬，外观青紫色，皮温低，局部疼痛明显，血气分析多为低氧血症、酸中毒。

3. 诊治经过

患者就诊后，立即行阴茎海绵体血管彩超提示阴茎海绵体动脉瘘。血气分析：pH 7.43，PCO_2 37.6mmHg，PO_2 75.3mmHg。诊断为高流量型阴茎异常勃起（外伤后），建议患者再次行高选择性海绵体动脉栓塞术，但患者要求保守治疗，于 2017 年 8 月随访，患者仍诉阴茎持续不完全勃起，性生活时勃起硬度不佳，勃起硬度Ⅲ度，勃起时间约 3 分钟，性交后未诉疼痛不适，再次建议患者介入手术治疗，其表示需要考虑。

病例分析

该患者具有典型的高流量型阴茎异常勃起临床表现及特征：①会阴部骑跨伤病史。②阴茎勃起Ⅱ度，皮温稍高，阴茎龟头呈粉红色，无触痛，睾丸、附睾、精索未触及明显异常，会阴部压痛阴性，触诊未见明显异常。③高度符合的辅助检查，如阴茎血管彩超：双侧阴茎海绵体脚部无回声区，左侧大小约 1.2cm×0.9cm，右侧大小约 0.6cm×0.7cm，CDFI 示其内血流信号丰富，PW 呈动脉高阻频谱。考虑双侧阴茎海绵体动脉瘘。海绵体血气分析：pH 7.43，PCO_2 37.6mmHg，PO_2 75.3mmHg。

阴茎异常勃起是泌尿男科常见的急症之一，需要及时、准确的诊断和治疗，按其发病机制可分为高流量型、低流量型、间断发作型及睡眠相关性痛性勃起。由于病因不同，处理原则有很大差异，所以鉴别诊断尤为重要。高流量阴茎异常勃起是阴茎异常勃起较少见的类型，多由会阴部或阴茎外伤引起，外伤造成阴茎海绵体动脉撕裂，形成动脉瘘，使动脉内血液不经过有调节功能的螺旋动脉直接流入阴茎海绵体窦状隙内，形成海绵体动脉 - 海绵体窦状隙瘘，使得动脉灌注和静脉回流功能失衡，引起阴茎海绵体高灌注和低流出，从而形成高流量型阴茎异常勃起。由于阴茎海绵体血窦扩张而被膜下静脉不完全受压，因此，勃起通常是无痛的，且呈持续性部分勃起状态。海绵体血气分析显示正常动脉血氧分压，无缺氧或酸中毒。低流量阴茎异常勃起约占阴茎异常勃起的 95%，其常见病因为药物因素、血液因素、肿瘤、神经因素、炎症及特发性等。

该患者首选的治疗方案为高选择性的海绵体动脉栓塞术，其他治疗方法有保守治疗及手术治疗。保守治疗包括阴茎局部冰敷、加压包扎和特定位置（如会阴部等）的压迫等治疗，部分高流量型阴茎异常勃起可自行缓解。观察等待适用于较小的动静脉瘘，一般观察 3 周，期待其自然愈合。对于经保守治疗无效且持续不能缓解的高流量型阴茎异常勃起患者，推荐应用高选择性海绵体动脉栓塞术。高选择性海绵体动脉栓塞术是目前诊断和治疗高流量型阴茎异常勃起较为常用、效果明确、安全迅速、预后良好的方法。动脉栓塞应用可吸收性材料，如明胶海绵、自体血凝块等，可降低 ED 和其他并发症的风险。多数研究观察到，长时间的高流量异常勃起会导致假性动脉瘤。随着疾病进展，对侧海绵体动脉会和病侧假性动脉瘤形成侧支循环，这也是高选择性海绵体动脉栓塞术失败的重要原因。对于首次栓塞失败的患者，二次甚至多次栓塞均有效，且患者勃起功能恢复较好。研究发现，双侧海绵体动静脉瘘所致的高流量异常勃起患者一期行双侧高选择性海绵体动脉栓塞术后，患者的勃起功能暂时性损伤要早于分期行双侧高选择性海绵体动脉栓塞术。随访观察，多数患者的勃起功能可逐步恢复，性生活可恢复至术前满意度。当其他治疗方法均无效后，可选择手术治疗。手术结扎动脉瘘口或切除假性动脉瘤的有效率在 60% 以上，但手术难度较大，术中找到瘘口是关键，需要借助术中超声。术后勃起功能障碍（ED）的发生率相对较高，可达 50% 以上。采取各种针对高流量阴茎异常勃起的治疗方法后应该达到以下两点：①阴茎变软；②疼痛缓解。此外，患者治疗后勃起功能的恢复情况也是治疗及随访中需要重视的项目。目前，还未有相关随机对照试验研究高选择性海绵体动脉栓塞术对于高流量型阴茎异常勃起的患者预后获益和性功能的影响。

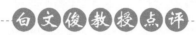

　　本例为海绵体动脉栓塞术治疗失败的高流量型阴茎异常勃起的患者。病程较长，诊治过程中该患者特殊之处在于，在外伤后第一次行阴茎彩超时提示双侧阴茎海绵体动脉瘘（左侧较右侧为著），而后行阴茎海绵体动脉造影时仅发现左侧海绵体动脉瘘，右侧未见，考虑存在右侧海绵体动脉瘘口自愈可能，而左侧因为瘘口较大，未能自行愈合。该患者行海绵体动脉栓塞治疗，术中复查见右侧动脉瘘已消失，但术后患者仍有阴茎部分勃起，考虑为栓塞治疗失败，其可能的原因为：①左侧海绵体动脉瘘口较大，栓塞的弹簧圈脱落至瘘口远端或其他血管分支；②栓塞的血管瘘口再次破裂；③海绵体动脉经侧支动脉使瘘口重新开放。该患者就诊于北大人民医院时再次建议患者行海绵体动脉造影＋栓塞术，因此术式对患者海绵体血运影响较小，损伤小，恢复快，术后勃起功能恢复良好。如仍失败可尝试海绵体瘘口结扎术。但该患者仍要求保守治疗，导致仍出现阴茎持续性部分勃起状态，左侧海绵体动脉长期高灌注，其对海绵体组织及勃起功能所产生的影响有待于进一步研究。目前，对于治疗高流量异常勃起的原则是，观察等待仅适用于较小的动静脉瘘，且观察期为3周；首选高选择性海绵体动脉栓塞术。为减少对术后勃起功能的影响，推荐使用明胶海绵栓塞。对于其他疗法无效的患者，可采取手术治疗、动脉瘘口结扎或假性动脉瘤切除。这些为有效的治疗措施，但患者术后ED发生率较高。

参考文献

1. 白文俊，王晓峰. 现代男科学临床聚焦. 北京：科学出版社，2017：256-267.

2. 白文俊，王晓峰，陈国强. 阴茎异常勃起的诊断与处理（附13例报告）. 中华泌尿外科杂志，2004，25（1）：47-49.

3. Vilke GM，Harrigan RA，Ufberg JW，et al.Emergency evaluation and treatment of priapism.Journal of Emergency Medicine，2004，26（3）：325-329.

4. Kadioglu A，Sanli O，Celtik M，et al.Practical Management of Patients with Priapism.EAU-EBU Update Series，2006，4（4）：150-160.

5. Burnett AL.Pathophysiology of priapism：dysregulatory erection physiology thesis. Journal of Urology，2003，170（1）：26.

020 低流量型阴茎异常勃起一例

病历摘要

患者，男性，39岁。因阴茎持续勃起40余小时入院。患者自诉40余小时前于当地医院因高血压病输注藻酸双脂钠及银杏达莫1小时后出现阴茎持续性勃起，伴有阴茎胀痛不适，排尿困难及尿痛。无畏寒、发热、血尿、腰腹疼痛、头痛、头晕等症状。在当地医院未给予相关治疗，阴茎持续勃起，无疲软。患者于第二日急来北京某医院男科中心就诊。患者2年前在当地医院诊断为原发性高血压

笔记

病，窦性心动过速，窦性心律不齐。最高血压达 160/95mmHg，一直给予珍菊降压丸降压治疗，血压控制在 135/80mmHg 以下。该患者 23 岁结婚，婚后育 1 子 1 女，既往性功能正常，每周性交 2 ~ 3 次，否认有性病及冶游史，无嗜烟酒史。查体：体温 37.2℃，脉搏 62 次 / 分，呼吸 18 次 / 分，血压 150/100mmHg。急性痛苦面容，神志清楚，步入病房。专科查体：外生殖器发育正常，阴毛呈男性分布，阴茎Ⅳ度勃起，阴茎肿大呈紫黑色，皮温低，未触及结节及包块，龟头呈紫黑色，皮温低，无破溃。阴囊无红肿及瘀斑，双侧睾丸、附睾及精索未触及异常。血常规：WBC 9.81×10^9/L。阴茎血管超声示：双侧阴茎海绵体内未探及血流信号。双侧阴茎海绵体脚部探及强回声结节。阴茎海绵体血气分析：pH 6.79，PO_2 5.4mmHg，PCO_2 84.1mmHg。

初步诊断：阴茎异常勃起（低流量型）；原发性高血压病。

诊疗经过：患者入院后完善血气分析及阴茎血管超声检查，诊断为低流量型阴茎异常勃起（药物性），立即安抚患者及家属的情绪后，给予去氧肾上腺素（新福林）2mg 稀释至生理盐水 10ml 中，取 2ml 行海绵体注射，注射后按摩阴茎海绵体，5 分钟后阴茎未见疲软，再次给予同剂量海绵体注射，反复注射 3 次后，阴茎仍未疲软。该患者异常勃起时间 > 48 小时，考虑为难治性阴茎异常勃起，于入院当日在连续硬膜外麻醉下行阴茎海绵体 – 尿道海绵体分流术 + 隧道术，术中取龟头冠状沟处横切口，直达双侧阴茎海绵体尖部，可见大量暗黑色的血液流出，利用宫颈扩张器沿阴茎海绵体纵轴分别建立两侧阴茎海绵体内纵行隧道，利用低分子肝素盐水（肝素 4U/ml）和稀释过的氧化氢溶液交替反复冲洗阴茎海绵体，清除其内的淤血，直至阴茎完全转入疲软状态，缝合阴茎龟头切口。术后海绵体内留置负压引流球。术后第 2 天阴茎部分疲软，术后第 3 天拔

笔记

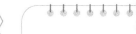

除负压引流球，龟头呈淡红色，切口无红肿及分泌物。

治疗转归：建议患者行阴茎假体 3 件套植入术，其拒绝。术后第 5 天阴茎完全疲软，切口基本愈合，患者出院。术后随访半年，自诉勃起功能障碍，未进一步治疗。

病例分析

该患者阴茎异常勃起具有以下特点

1. 具有明确病因（注射藻酸双脂钠后诱发）

研究发现静脉注射藻酸双脂钠后，可使阴茎海绵体局部血液黏滞状态改变，海绵体内出现高凝状态，导致低流量型（缺血型）阴茎异常勃起发生。药物因素是成人低流量型阴茎异常勃起最常见的原因。其他药物因素如下：①阴茎海绵体内注射血管活性药物，如：罂粟碱、酚妥拉明及前列腺素 E 等，使得缺血型阴茎异常勃起的发生率明显增加（5% ~ 21%）。国内报道 34.5% 的阴茎异常勃起源于血管活性药物的海绵体注射，其中以罂粟碱或其复合型血管活性药物发生率最高，但类似情况在国外仅占 5%，而注射前列腺素 E_1 引起者少见，仅占 1%。② 5- 磷酸二酯酶抑制剂（PDE5 抑制剂）：其使用方便、安全、有效，易被多数勃起功能障碍（ED）患者接受，目前作为治疗 ED 的首选疗法。但 Montague 等研究发现，西地那非可导致阴茎异常勃起。③精神类及抗抑郁药物：酚噻嗪类（氯丙嗪、奋乃静等）、利培酮、奥氮平、氯氮平、选择性 5- 羟色胺再摄取剂及曲唑酮类均可诱发异常勃起。④毒品及酒精类：滥用可卡因、大麻及大量饮酒容易诱发阴茎异常勃起。⑤麻醉药物：如局部或经鼻腔应用可卡因可诱发阴茎异常勃起。⑥抗高血压病药物：肼屈嗪、

胍乙腚及 α - 受体阻断药（酚妥拉明、酚卞明及哌唑嗪）等药物均可诱发异常勃起。⑦其他药物如雄激素制剂，国外研究发现大剂量使用睾酮引起阴茎异常勃起，还有使用他克莫司及蝎子毒素引起阴茎异常勃起的病例报道。

2. 典型的临床表现

阴茎Ⅳ度勃起，持续约为 40 余小时，阴茎肿大呈紫黑色，皮温低，未触及结节及包块，龟头呈紫黑色，皮温低。

3. 高度符合的辅助检查

阴茎海绵体低血流量（阴茎血管超声：双侧阴茎海绵体内未探及血流信号）。血气分析提示：酸中毒，二氧化碳堆积（pH 6.79，PO_2 5.4mmHg，PCO_2 84.1mmHg）。

阴茎异常勃起定义

阴茎异常勃起是指与性欲和性刺激无关的，持续 4 小时以上的阴茎持续勃起状态。此定义受到广泛的认可，但有不足。

（1）不够全面或确切，如间断型（复发性或间歇性）的阴茎异常勃起（镰状细胞疾病或慢性粒细胞等所致）、睡眠相关性痛性勃起、肿瘤浸润性异常勃起等未包括在内。

（2）对非缺血型异常勃起，尤其是创伤导致者，4 小时时效意义不大。

（3）对可能转化为缺血型者，4 小时时效可能延误处理。

建议定义：与性欲和性刺激无关的阴茎增粗、变硬，勃起持续时间可为数小时、数天、数月或数年，对患者生理和（或）心理产生不良影响的病理性勃起。新定义含义更广，强化了对患者生理及心理性影响，这样能够涵盖所有类型的阴茎异常勃起。

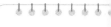

诊断与鉴别诊断

该患者根据用药史、典型临床表现、血气分析及阴茎血流彩超等诊断为：低流量型阴茎异常勃起（药物性），其常需和高流量型阴茎异常勃起鉴别诊断，血气分析及阴茎血流彩超是其主要的鉴别依据。

1. 高流量型阴茎异常勃起

是一种少见的阴茎异常勃起类型，多由于阴茎海绵体动脉或分支损伤形成动脉–海绵体瘘引起。其特点为：患者会阴部损伤后发生阴茎持续性部分勃起状态，硬度多为 2 ~ 3 级，皮温正常或略高，无青紫色，阴茎疼痛轻微或无疼痛（表 9）。

表 9　低流量型和高流量型阴茎异常勃起的临床特征

项目	低流量型阴茎异常勃起	高流量型阴茎异常勃起
海绵体硬度	通常 4 级（完全勃起）	通常 2 ~ 3 级（不完全勃起）
阴茎疼痛	常见	少见
海绵体血气分析	低氧血症、酸中毒	接近动脉血、不缺氧
血液系统疾病	常见	罕见
海绵体注射血管活性药物	很常见	罕见
相关药物	常见	罕见
会阴、阴茎外伤	罕见	几乎都有
发生 ED 风险	高	低
保守治疗	不推荐	推荐
紧急处置	必要	不必要

摘自：李宏军，郭军，赵永平，等 . 阴茎异常勃起诊治指南 . 中华医学会男科学分会主编 . 北京：人民卫生出版社，2013：280.

2. 阴茎异常勃起的治疗目的

治疗目的是消除阴茎持续勃起状态，恢复阴茎海绵体正常血流和保护阴茎勃起功能。一般推荐采取阶梯式的治疗方式，从简单无创到有创。在有创治疗前，建议检测凝血功能及血常规，一旦确诊需要立即治疗。最初的治疗应为阴茎海绵体内注射拟交感神经药物和阴茎海绵体减压，并可重复进行。当海绵体注射治疗和海绵体减压无效时，可选择手术治疗。

（1）病因治疗：对有基础疾病，如镰状细胞性贫血、慢性粒细胞性白血病或其他血液系统疾病的患者，应积极处理原发疾病，同时进行阴茎海绵体局部对症处理。

（2）一般治疗：镇静、镇痛和阴茎局部冷敷（高流量型）降压扩血管药物（减少阴茎灌注）能使少部分患者的病情得到缓解或完全解除，同时视病情需要进行全身治疗和专科治疗。

（3）阴茎海绵体注射药物治疗：海绵体注射拟交感神经药物能显著提高低流量型阴茎异常勃起的缓解率，适用于异常勃起时间 <12 小时。常用的拟交感神经药物有间羟胺（阿拉明）、去氧肾上腺素（新福林）和肾上腺素等。阿拉明是一种选择性肾上腺素受体激动剂，无间接的神经递质释放作用，对阴茎异常勃起具有较好的治疗作用，心血管不良反应也较小。新福林、肾上腺素、麻黄素和去甲肾上腺素也有类似效果。阴茎海绵体注射药物使用方法：患者平卧位，可在注射前预防性应用抗高血压药物（如舌下含服硝苯地平缓释片 10mg）；将间羟胺原液 0.1ml（2mg）海绵体内注射，而后按压注射点，轻柔按摩阴茎海绵体。若无效，可每间隔 20 分钟重复，一般间羟胺总剂量不超过 10mg；新福林 + 生理盐水（1∶10），每次海绵体内注射 3 ~ 5ml，注射后按压阴茎海绵体，若无效，可每间隔 5 ~ 10 分钟后重复注射，新福林总剂量不超过 1mg。使用肾上腺素 10 ~ 20μg/ 次或去甲肾上腺素 10 ~ 20μg/ 次也可取得类似效果。该法对早期低流量型阴茎异常勃起效果较好，与阴茎海绵体减压同时应用疗效更佳。阴茎海绵体内药物注射治疗期间应密切观察患者病情。血压急剧升高、头痛、面色苍白、反射性心动过速、心律失

笔记

常是其主要不良反应，对心血管风险较高的患者应慎用，并同时进行心电监护。阴茎海绵体内药物注射 1 小时，如果阴茎异常勃起仍无缓解，则需进一步治疗。

（4）阴茎海绵体减压治疗：适用于异常勃起时间 < 24 小时。在局麻和无菌条件下进行。会阴部消毒后，阴茎根部阻滞麻醉，用粗注射针头穿刺阴茎海绵体，放出积血，直至流出的血液颜色变红、阴茎变软，以使阴茎海绵体内血流恢复正常，注意挤压阴茎海绵体脚。此后，应定期挤压阴茎海绵体以促进血液回流。此法可重复进行，有效率为 30% ~ 50%。海绵体注射或减压处理后，阴茎呈半勃起状态即可；一般很少发生自发性再勃起，一旦发生可重复处理，并可以与海绵体注射拟交感神经药物联合使用。

（5）阴茎海绵体分流术：何时决定终止非手术治疗取决于异常勃起持续的时间及对上述治疗的效果。当异常勃起时间超过 24 小时，由于缺血和酸中毒损害了海绵体内平滑肌细胞对拟交感神经药物的反应性，可能会使得拟交感神经药物的效果明显降低。当上述治疗无效后，应立即考虑海绵体分流术。

①常用分流术式：手术方法分为远端分流（Winter 法、Ebbehoj 法、Al-Ghorab 法、T-shunt 法）及近端分流（Quackles 法、Grayhack 法和 Barry 法）。建议首先选用远端分流术，近端分流术使用较少。Winter 方法就是用 Tru-cut 穿刺针于阴茎头部穿通至阴茎海绵体尖。Ebbehoj 法就是用尖刀于阴茎头部穿通至阴茎海绵体尖。Al-Ghorab 方法是经阴茎头背侧冠状沟切口切至阴茎海绵体尖端。T-shunt 法：以 11 号尖刀自阴茎头一侧垂直刺入并穿破白膜，在白膜上切长约 1cm 的切口，刀片左右旋转 90° 切出"T"字形切口。Al-Ghorab 法及 T-shunt 法的疗效优于 Winter 及 Ebbehoj 法。Quackles 法是指近端阴茎海绵体与尿道海绵体吻合。Grayhack 法与大隐静脉吻合。Barry

法是阴茎海绵体与阴茎背深静脉吻合。近端分流术较远端分流术的技术要求高，并发症多，尤其是术后 ED 的发生率更高。长时间的异常勃起可导致海绵体平滑肌出现不可逆的纤维化，即使分流使阴茎疲软，但仍可因海绵体严重纤维化而导致阴茎短缩变形，给日后的阴茎假体植入术带来困难。因此，为了保留阴茎长度和减少手术并发症，可一期行阴茎假体植入术，并做好患者的知情同意和风险告知。

②对于持续时间较长的阴茎异常勃起（ > 48 小时），以上分流术常难以达到满意疗效，可采用"T"形分流＋海绵体隧道术或 Al-Ghorab+ 海绵体隧道术对长时间的异常勃起有较好效果，但此类术式对海绵体平滑肌有一定程度的损伤，可能增加术后 ED 的发生率。

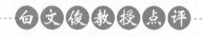

白文俊教授点评

本例在诊疗过程中存在一定的缺陷

1. 未遵循阶梯治疗的原则

虽然该患者阴茎异常勃起已有 40 余小时才入院，入院后经反复 3 次海绵体内注射去氧肾上腺素失败后，未行常规海绵体远端分流术，而直接给该患者行阴茎海绵体 – 尿道海绵体分流术＋隧道术，违背阶梯治疗及尽量保留患者勃起功能的原则。目前对阴茎海绵体 – 尿道海绵体分流术＋隧道术存在一定的争议，部分学者认为其永久性破坏了海绵体的功能，导致术后 ED 的发生率明显升高，行该术式后需立即行阴茎假体植入术，且假体手术昂贵的费用，导致大部分患者无法承担巨额医疗费用；支持此术式的学者认为：阴茎异常持续时间 > 48 小时，其阴茎海绵体已经开始发生纤维化，其日后的 ED 是必然的，

笔记

行海绵体隧道术可以快速地改善海绵体内血液循环，保留部分海绵体组织的功能，不会增加术后ED的发生概率，此术式应在远端分流术式均无效的情况下才有应用的指征。

2. 术后监测不全面

血气分析是治疗成功与否的关键指标，该患者术后未复查阴茎海绵体的血气分析及阴茎血管彩超。阴茎异常勃起治疗成功的标志有：①阴茎变软（由于海绵体组织水肿等因素，完全变软难度大）；②疼痛缓解；③血流恢复（超声提示海绵体血流较治疗前加速）；④酸中毒纠正（最关键，使海绵体血液的pH达到或接近正常）。在高流量型阴茎异常勃起的治疗中，治疗成功的标志需满足前两条，而在低流量型阴茎异常勃起的治疗中，必须满足四条方视为阴茎异常勃起治疗成功。

参考文献

1. 袁亦铭，彭晓辉，王刚，等. 静脉滴注藻酸双脂钠引起缺血性阴茎异常勃起的制剂探讨. 中华男科学杂志，2014，28（2）：37-39.

2. 中华医学会男科学分会. 阴茎异常勃起诊治指南. 北京：人民卫生出版社，2013：273-291.

3. 白文俊，王晓峰. 现代男科学临床聚焦. 北京：科学出版社，2017：159-162.

4. 郭应禄，周利群，主译. 坎贝尔-沃尔什泌尿外科学. 北京：北京大学医学出版社，2009：1008-1015.

5. 白文俊，王晓峰，陈国强. 阴茎异常勃起的诊断与处理. 中华泌尿外科杂志，2004，25（5）：47-48.

6. Dalkin BL，Christopher BA. Preservation of penile length after radical prostatectomy：early intervention with a vacuum erection device. Int J Impot Res，2007，19（5）：501-504.

7.Raina R，Agarwal A，Ausmundson S，et al.Early use of vacuum constriction device following radical prostatectomy facilitates early sexual activity and potentially earlier return of erectile function.Int J Impot Res，2006，18（1）：77–81.

8.Köhler TS，Pedro R，Hendlin K，et al.A pilot study on the early use of the vacuum erection device after radical retropubic prostatectomy.BJU Int，2007，100（4）：858–862.

9.Engel JD.Effect on sexual function of a vacuum erection device post-prostatectomy.Can J Urol，2011，18（3）：5721–5725.

021 睡眠相关性痛性勃起一例

病历摘要

患者，男性，56岁，汉族。主诉：夜间阴茎勃起疼痛3年余。患者自诉每晚夜间入睡后2~3小时后出现阴茎胀痛不适而醒来，疼痛不向其他部位放射，无尿急、尿频及阴囊疼痛等不适。患者起床活动后数分钟或解小便后阴茎迅速的疲软，阴茎胀痛消失，方可再次入睡，入睡后数十分钟至数小时后再次出现阴茎胀痛而醒，疼痛性质及缓解方式相同，每晚发作2~3次。醒来时查体：阴茎增粗变硬，呈Ⅳ级勃起状态，龟头充血明显，尿道外口无滴血。患者性生活及手淫时无勃起疼痛，自诉十分痛苦，夜间睡眠质量不佳，白天感全身疲乏无力及伴有焦虑、易怒。患者多次求治于当地医院，当地医院具体诊断不详，曾给予布洛芬镇痛治疗，服用前3天阴茎胀痛减轻，3天后再次用无效。多次治疗无效后，患者于2014年1月21日就诊于北京大学人民医院男科。近3年来患者饮食良好，大小便正常，精神欠佳，睡眠如上所述，体重无明显变化。患者既往无高血压、糖尿病、脊髓炎等病史，无腰腹部手术及腰椎外伤等病史。查体：男性第二性征发育正常，阴茎大小形态正常，无包皮过长，黏膜无充血水肿，尿道外口无水肿及滴血。双侧阴囊无充血水肿，双侧睾丸大小形态正常，未触及包块及结节。会阴部、双下肢及骶尾部深浅感觉无异常。血尿常规提示无明显异常；凝血全套提示无异常。性激素五项：促卵泡生成素（FSH）6.23IU/L（参考值：2～10IU/L）；促黄体生成素（LH）4.24IU/L（参考值：1.24～8.62IU/L）；睾酮（T）10.15nmol/L（参考值：8～12nmol/L）；催乳素（PRL）8.23mIU/L（参考值：2.64～27.10mIU/L）；雌二醇（E_2）26.13ng/L（参考值：10～36ng/L）。国际勃起功能障碍评分（IIEF-5评分）：19分（参考值：ED ≥ 22分为勃起功能正常；12～21分为轻度ED；8～11分为中度ED；5～7分为重度ED）。焦虑与抑郁量表评分：6+3分（焦虑采用GAD-7 7条目健康问卷：0～4分没有焦虑，5～9分可能是轻度焦虑，10～14分中度焦虑，14～18分中重度焦虑，19～21分重度焦虑。抑郁采用PHQ-9 9条目健康问卷：0～4分没有抑郁，5～9分可能是轻度抑郁，10～14分中度抑郁，15～19分中重度抑郁，20～27分重度抑郁）。多导联睡眠监测结果：中度睡眠效率减低，符合失眠症的睡眠结构改变；异常睡眠；片断性睡眠；从REM睡眠中观察到觉醒和清醒。

初步诊断：阴茎异常勃起（睡眠相关性痛性勃起）。

鉴别诊断：需与血液病（慢性粒细胞性白血病、镰状细胞性贫血）、脊髓损伤或病变以及其他血液黏滞度高的疾病等所致继发性夜间阴茎异常勃起的疾病相鉴别。主要鉴别点为患者病史及阴茎夜间疼痛缓解的方式。

诊治过程：患者在门诊确诊后给予氯米帕明 25mg 口服，1 次/晚，患者服用后当晚阴茎胀痛消失，继续用药 6 个月效果不错，再连用 2 个月后，患者再次出现夜间阴茎勃起疼痛，考虑为耐药；改用比卡鲁胺片 50mg 口服，1 次/晚，连续服用 7 天后阴茎夜间胀痛消失，继续用药 8 个月后再次出现阴茎夜间胀痛不适，加用戈舍瑞林 3.6mg，皮下注射，1 次/月，用药 2 周后复查血清睾酮浓度为 1.6nmol/L，病情再次得到缓解，约为 5 个月后，再次出现夜间阴茎胀痛不适，鉴于患者病史已有 2 年余，常规药物治疗效果不佳，患者夜间阴茎勃起疼痛难以忍受，要求手术治疗，告知患者及家属病情，经患者及配偶同意后在上海某医院行阴茎海绵体毁损术 + 双侧睾丸切除术，术后 3 日内夜间阴茎勃起胀痛明显好转，2 个月后再次出现阴茎夜间勃起胀痛不适，改用巴氯芬片 10mg 口服，1 次/晚，连续服用 2 天后，阴茎夜间胀痛消失，但连续服用 3 个月后，再次出现阴茎夜间胀痛，改用巴氯芬 20mg 1 次/晚治疗，连用 3 个月左右，阴茎夜间勃起疼痛再次缓解，目前仍继续服用巴氯芬 20mg 口服，1 次/晚治疗，随访中。

治疗结局及转归：好转，终身药物治疗及随访。

病例分析

本例根据患者典型的夜间阴茎勃起疼痛及多导联睡眠监测结果诊断为睡眠相关性痛性勃起（SRPE）。SRPE 是在快速动眼睡眠（REM）时出现阴茎勃起疼痛，直至痛醒后下床活动或排尿后疼痛减轻或消失，每夜可单次或数次发作，而性生活及手淫时无勃起疼痛，多伴有焦虑、易怒或抑郁等不良情绪，是阴茎异常勃起的一种特殊类型。

SRPE 的临床特点

①好发于青中年患者；② SRPE 与 REM 睡眠高度有关；③勃起疼痛每次发作可持续数分钟至数十分钟，直至痛醒后或下床活动或排尿后，胀痛减轻或消失，每晚可单次或数次发作；④性生活及手淫后可出现或不出现阴茎勃起胀痛；⑤疼痛时阴茎勃起的强度多为Ⅲ~Ⅳ级；⑥ IIEF-5 评分及 NPT 提示部分患者出现不同程度勃起功能障碍；⑦可伴有焦虑、易怒或抑郁等不良情绪。

病因及发病机制

SRPE 的病因及发病机制不明，可能相关的病因有：① REM 睡眠期异常中断：NPT 与 REM 睡眠的时间相关性；大多数 SRE 发生于快速动眼相睡眠期。Aserinsky 等研究发现 SRPE 与 REM 睡眠存在时间相关性，进一步推测 SRPE 发生与 REM 睡眠有关，大脑在白天抑制性反应的发生，到了快动眼睡眠期，睡眠异常终止及睡眠觉醒阈值降低，大脑的这种抑制功能消失，触发位于桥脑网状结构快速动眼相睡眠的机制，激活副交感神经可使阴茎充分勃起，即向海绵体内灌注并贮存血液使阴茎勃起。②血清睾酮及多巴胺水平的影响：Hirshkowitz 等对 10 名健康青年男性给予促黄体生成素释放激素激动剂分别抑制其血清睾酮水平 1 个月后，发现 NPT 的持续时间明显缩短，但 NPT 发生次数并无明显变化。左旋多巴可通过提高颅内多巴胺水平来改善勃起功能，当血清雄激素水平正常时，左旋多巴可提高 NPT 发生频率和总的持续时间，增加 NPT 时阴茎最大周径；但对于血清雄激素水平低的患者，左旋多巴无类似作用。这些研究表明，血清睾酮及左旋多巴可能参与 NPT 的发生和调节，其血清水平低时可能导致 NPT 的异常。③大脑中枢水平的调控：研究认为主要有两大系统参与脊髓介导勃起的下行调控。位于下丘脑室旁核的催产素能神经元可能通过增强副交感神经兴奋性调控阴茎勃起，而位于脑干巨胞旁核（nPGi）的 5- 羟色胺（5-HT）神经元可能是阴茎勃起的主要下行抑制因素。上述两大系统均可通过对脊髓勃起中枢的调控介导阴茎勃起，而且 5-HT 神经元在觉醒及不同睡眠时相的活性不同，REM 睡眠时其处于失活状态，这似乎为 SRPE 的发生提供了合理的依据。然而，PVN 和 nPGi 在 REM 睡眠及 SRE 活动中的作用机制仍不明确。

多导睡眠监测 + 夜间阴茎勃起功能测定（NPT）是该病最重要的辅助检查项目：常表现为在快动眼睡眠相，阴茎快速的勃起并出现勃起疼痛，勃起持续时间与快动眼睡眠时间相同，在非快动眼睡眠期，阴茎勃起消退，周而复始出现，每晚 4 ~ 6 次。典型图形表现（图 27）。

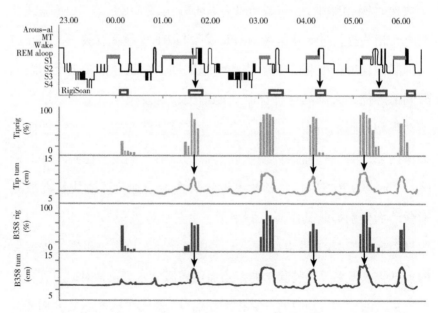

图片摘自：白文俊，王晓峰.现代男科学临床聚焦.北京：科学出版社，2017：161.

图 27　多导联睡眠监测图

该患者确诊后早期服用氯米帕明 25mg 口服，1 次 / 晚，患者服用后当晚夜间阴茎胀痛消失，该药为三环类抗抑郁药，主要作用在于阻断中枢神经系统去甲肾上腺素和 5-HT 的再摄取，对 5-HT 再摄取的阻断作用更强，从而发挥抗抑郁及抗焦虑作用，该药亦有镇静和抗胆碱能作用。该患者使用，主要利用该药的抑制 REM 睡眠相，同时产生抗焦虑及抗抑郁作用。氯米帕明为 SRPE 治疗的一线药物。

其他一线药物还有：①氯氮平：苯二氮䓬类抗精神病药，能在不抑制 NPT 的情况下，减少痛性勃起的发生，使睡眠结构恢复正常。用法：50mg 口服 1 次 / 晚。②巴氯芬为 γ- 氨基丁酸激动剂，临床用于治疗痉挛，可产生镇静、催眠及抑制 REM 睡眠的作用；在缓解夜间勃起疼痛的同时，能维持正常的性生活。用法：10 ~ 40mg 口服，1 次 / 晚。③氯硝西泮：苯二氮䓬类用法为 0.5 ~ 1mg 口服，1 次 / 晚。

该患者在服用氯米帕明 25mg 口服，1 次 / 晚，连续 6 个月时效果满意，不良反应可以耐受，服药至第 8 个月时再次出现阴茎夜间勃起疼痛，考虑为耐药，其耐药的原因目前无法解释其机制，改用比卡鲁片 50mg 口服，1 次 / 晚，连服 7 天后病情得到缓解，该药属于非甾体类抗雄激素药物，没有其他内分泌作用，它与雄激素受体结合而不激活基因表达，从而抑制了雄激素的刺激，导致体内雄激素水平降低，阴茎勃起功能也明显减弱。连用 8 个月时患者取得了较好的临床效果，但 8 个月后再次出现阴茎夜间勃起疼痛，加用戈舍瑞林 3.6mg 皮下注射，1 次 / 月，用药 2 周后阴茎勃起疼痛再次缓解，其作用机制可能为患者体内睾酮已达到药物去势水平（< 1.7nmol/L），极低睾酮水平干扰了阴茎夜间勃起的发生，但连用 5 个月后再次失效，血睾酮浓度与阴茎勃起的相关性有待于进一步研究。

鉴于患者病史已有两年，一线 REM 抑制剂及抗雄激素治疗均失效，患者夜间勃起疼痛仍无缓解，征得患者及配偶同意后，患者行阴茎海绵体毁损术＋双侧睾丸切除术，术后第 3 日夜间阴茎勃起胀痛明显好转，临床疗效持续了 2 个月，到第 3 个月时再次出现阴茎夜间勃起胀痛不适。患者行阴茎海绵体毁损术后初期效果良好，但持续 3 个月左右，阴茎夜间勃起疼痛再次出现，其可能的原因为海绵体毁损不完全或毁损后海绵体组织内血管侧支循环建立，海绵体平滑肌功能部分恢复，这仅是一种推测，有待于进一步研究证实。

　　该患者行海绵体毁损＋双侧睾丸切除术后 3 个月左右再次出现阴茎夜间勃起疼痛，改用巴氯芬片 10mg 口服，1 次 / 晚，连续服用 2 天后，阴茎夜间胀痛消失，但连续服用 3 个月后，再次出现阴茎夜间胀痛，改用巴氯芬 20mg 1 次 / 晚治疗，连用 3 个月左右，阴茎夜间勃起疼痛再次缓解，目前仍继续巴氯芬 20mg 口服，1 次 / 晚，治疗及随访中。患者再次改用 REM 抑制剂后临床症状又缓解，从而推测本病的病因最有可能为大脑快速动眼睡眠异常中断所致，到了快速动眼睡眠期，睡眠异常终止及睡眠觉醒阈值降低，大脑的这种抑制功能消失，触发位于桥脑网状结构快速动眼相睡眠的机制，激活副交感神经可使阴茎充分勃起，即向海绵体内灌注并贮存血液使阴茎勃起。

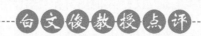

　　　　该患者临床表现极为典型，治疗经过极其曲折，患者饱受阴茎勃起疼痛折磨。目前国内外的研究仍未找到该病确切的病因，各种治疗方法仅能缓解患者的临床症状，普遍存在某一药物治疗一段时间后对该药耐药，需更换为其他药物或联合用药的情况。该病治疗原则为：减轻患者痛苦，尽量保留患者正常的勃起功能。药物治疗仅能改善患者的症状，目前仍无根治的手段，需终身药物治疗。药物治疗尽量从对患者全身及勃起功能影响小的开始，遵循以下顺序：REM 睡眠抑制剂 – 抗雄激素治疗 – 联合治疗 – 手术治疗。当药物治疗均无效时，可考虑行阴茎海绵体毁损术，对于海绵体毁损术后仍无效的患者该如何治疗，目前国内外无相关报道，有待于进一步研究。

参考文献

1. 白文俊，王晓峰 . 现代男科学临床聚焦 . 北京：科学出版社，2017：158–162.

2. 刘继红 . 熊承良 . 性功能障碍学 . 北京：中国医药科技出版社，2004：49–50.

3. Hirshkowitz M，Schmidt MH.Sleep-related erections：clinical perspectives and neural mechanisms.Sleep Med Rev，2005，9（4）：311–329.

4. Karsenty G，Werth E，Knapp PA，et al.Sleep-related painful erections.Nature Reviews Urology，2005，2（2）：256–260.

5. Daniel de Freitas G.A 35-Year-Old Man Presenting Sleep-Related Painful Erections（Erpes）：A Case Report and Review of Literature.Advances in Sexual Medicine，2014，（4）：6–10.

6. Nitesh D Kuhadiya，Akshata Desai，Michelle Reisner.Sleep-Related Painful Erections in an Elderly Man Successfully Treated Using Clonazepam.Joural Of American Geriatrics Society，2014，62（2）：406–408.

7. 刘保兴，柯明辉，李兰群，等 . 与睡眠相关的痛性勃起 3 例报告并文献复习 . 临床泌尿外科杂志，2011，26（9）：713–714.

8. van Driel MF，Beck JJ，Elzevier HW，et al.The treatment of sleep-related painful erections.J Sex Med，2008，5（4）：909–918.

9. Rourke KF，Fischler AH，Jordan GH.Treatment of recurrent idiopathic priapism with oral baclofen.J Urol，2002，168（6）：2552–2553.

022 垂体瘤引发的阴茎勃起功能障碍一例

病历摘要

患者，男性，29 岁。主诉：婚后 3 个月无法进行性生活。患者婚后 3 个月不能成功勃起及插入阴道内进行正常性生活。患者自幼无晨勃，性欲低，无手淫、无遗精史。患者平素自觉体力差，自汗，大便不成形，小便正常。既往无高血压、糖尿病等病史，无手术外伤及药物过敏史。体检：阴毛、胡须等第二性征发育尚可，双侧睾丸、附睾、输精管无明显异常。脑垂体 CT 未见异常。血清性激素：睾酮（T）6.14nmol/L（参考值：9.9 ~ 27.8nmol/L），促黄体生成素（LH）1.2mIU/ml（参考值：1.7 ~ 8.6mIU/ml），促卵泡生成素（FSH）3.82mIU/ml（参考值：1.5 ~ 12.4mIU/ml），催乳素（PRL）10 000μIU/ml（参考值：86 ~ 390μIU/ml）。

诊断：高催乳素血症、低促性腺素性性腺功能减退症、勃起功能障碍。

处理：溴隐亭 2.5mg，bid；服药 2 周后复诊，诉晨勃恢复。服药 1 个月后复诊，诉性欲好，可正常性生活。

2011 年 5 月 9 日复诊，查血清性激素：T14.14nmol/L，LH2.9mIU/ml，FSH4.12mIU/ml，PRL38.27μIU/ml。

处理：溴隐亭 2.5mg，qd；门诊随诊。2011 年 8 月，其妻子已经怀孕。之后患者于当地医院查脑垂体 MRI，发现垂体瘤，行手术治疗，术后恢复良好。

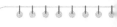

病例分析

勃起功能障碍（erectile dysfunction，ED）是指阴茎持续不能达到或不能维持足够的勃起以完成满意的性生活，病程3个月以上。勃起功能障碍是成年男性最常见的性功能性疾病。据美国马萨诸塞州1994年的男性老龄化研究资料（Massachusetts Male Aging Study，MMAS）表明，40~70岁男性勃起功能障碍的发病率为52%，且随着年龄增长，勃起功能障碍的发病率亦随之增高。勃起功能障碍已经成为一个男性广泛关注的问题。

勃起功能障碍按其程度分为轻、中、重三度，按病因分为心理性勃起功能障碍、器质性勃起功能障碍和混合性勃起功能障碍三大类。勃起功能障碍的病因错综复杂，包括精神心理因素、内分泌性因素、代谢性因素、血管性因素、神经性因素、药物性因素等。

人类催乳素（human prolactin，hPRL）主要是由垂体前叶嗜酸性细胞合成的一种多肽类激素，含有198个氨基酸，相对分子量为23kD。1981年克隆了hPRL基因，位于第六对染色体上。PRL为应激性激素，呈脉冲式分泌并有昼夜节律性。PRL的分泌主要受下丘脑传入的抑制与刺激信号之间的平衡和外周血激素调控。多巴胺（DA）是下丘脑最强的PRL抑制因子。在下丘脑-垂体-性腺轴的调控下，PRL与促性腺激素的相互作用对性腺、附属性腺的生长、发育和功能维持起重要作用。高催乳素血症（HPRL）是各种原因所致血中催乳素升高引起下丘脑-垂体-性腺轴功能失调，在女性表现为闭经、溢乳、无排卵和不孕症，在男性表现为性欲低下、勃起功能障碍和不育症。高催乳素血症常见病因包括：①生理性：进食、乳头刺激、性交等均可使PRL升高，但一般升高幅度不大，持续时间不长；精神紧张、剧烈运动等应激反应可使 PRL 升高数倍，但持续不超过 1 小时。②病理性：垂体肿瘤、颅咽管肿瘤及慢性肾衰竭等均可出现 HPRL，垂体肿瘤是引起 HPRL 最常见的原因，以 PRL 腺瘤最为常见。③药理性：雌激素、甲基多巴、镇静药及抗精神病药物等能干扰 DA 合成、代谢、重吸收或阻断 DA 和 DAR 结合的药物均可以促进 PRL 分泌。④特发性：临床上有 8.5% ~ 40.0% 的 HPRL 病因不明，称为特发性 HPRL。

HPRL 的定性诊断主要靠血 PRL 升高，LH、FSH、T 同时均降低。对于血清 PRL 升高且 LH、FSH、T 同时均降低的患者，需详细询问病史及用药史，排除生理性、药物性及肾衰竭等原因造成的催乳素升高。鞍区 CT 扫描仅对大型垂体瘤有诊断价值，微小垂体瘤容易漏诊，不能作为诊断垂体瘤的主要工具。MRI 检查是诊断垂体瘤最重要的工具，可以清楚地显示肿瘤的大小、形态、位置及其与周围结构的关系。

一般性 PRL 升高，且 LH、FSH、T 无明显变化者，只需随访，无需处理。对于 LH、FSH、T 同时降低者，可给予药物治疗、放射治疗和手术治疗。

1. 药物治疗

多巴胺受体激动剂是治疗 HPRL 的首选药物，降低 PRL 及恢复睾丸功能疗效可靠。①溴隐亭是一种半合成的麦角生物碱，为强力多巴胺 D2 受体（D2R）激动剂，是目前国际上治疗 HPRL 和 PRL 肿瘤的首选药物。溴隐亭可促进 PRL-IH 合成和分泌，抑制 PRL 合成和释放，并直接作用于垂体肿瘤和 PRL 细胞遏制肿瘤生长和阻抑 PRL、GH、TSH 和 ACTH 分泌。溴隐亭能使 75% ~ 92% 的 PRL 腺瘤患者血清 PRL 水平正常化和肿瘤体积缩小。服用溴隐亭可出现恶心、头痛、眩晕、疲倦、腹痛、呕吐及直立性低血压等不良反应。不良反应呈剂量依赖且有可逆性，所以为了减少不良反应，一般建

议从小剂量开始服用，即 1.25mg，1 次 / 日，睡前服用。每 3 ~ 7
天增加 1.25mg，一般每日可达 7.5mg。定期复查催乳素，直至催乳
素降至正常水平后，逐渐减量。②卡麦角林是一种新型的麦角生物
碱衍生物，是与溴隐亭类似的多巴胺激动剂。卡麦角林半衰期为 65
小时，一周只需给药 1 ~ 2 次。卡麦角林与 D2R 受体具有高度选择
性的亲和力，不良反应较小，对于溴隐亭不能耐受者，可以选用。

2. 放射治疗

放射治疗往往导致垂体功能低下、记忆力减退及失明等并发症，
需慎用。

3. 手术治疗

垂体瘤的位置在鞍区，周围有视神经、颈内动脉、下丘脑等重
要神经结构，所以手术还是有一定风险的。目前手术方法有经蝶窦、
开颅和伽马刀，对较大垂体肿瘤的治疗还是以手术为主，辅以药物
治疗、放射治疗。

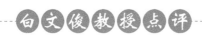

白文俊教授点评

本例患者 PRL 很高，导致 FSH、LH 和 T 均降低，并出现性
功能障碍和生育能力降低，给予较大剂量溴隐亭治疗后，PRL
迅速下降，性激素水平较快恢复正常，患者性功能和生育能力
得以恢复。针对病因治疗，有效。

MRI 是脑垂体肿瘤首选检查方法，分辨率高，在定性和定
位方面明显优于 CT。

对于垂体大腺瘤可以手术切除。

笔记

023 迟发性性腺功能减退引起的勃起功能障碍一例

病历摘要

　　患者，男性，46岁，科室工作人员。主诉：阴茎勃起硬度差，无法进行满意性生活3年。病史：患者婚后性生活良好，3年前出现晨勃消失，性生活时阴茎不能勃起或性交过程中阴茎自行疲软，并逐渐加重，晨勃消失，性欲正常。伴腰膝酸软，畏寒、乏力，易疲劳。曾口服一些壮阳药效果欠佳。既往有高血压病史5年，长期口服拜新同，慢性前列腺炎病史3年。无糖尿病等病史，有烟、酒嗜好。体检：阴毛、胡须等第二性征发育良好，双侧睾丸、附睾、输精管无明显异常。舌淡，苔白，尺脉弱。血清性激素：睾酮（T）10.21nmol/L（参考值：9.9～27.8nmol/L），促黄体生成素（LH）5.47mIU/ml（参考值：1.7～8.6mIU/ml），促卵泡生成素（FSH）11mIU/ml（参考值：1.5～12.4mIU/ml），催乳素（PRL）282μIU/ml（参考值：86～390μIU/ml）；肝功能：谷丙转氨酶（ALT）68U/L；血脂：胆碱酯酶（ChE）13.3mmol/L（参考值：2.5～5.7mmol/L），三酰甘油（TG）3.28mmol/L（参考值：0.56～1.70mmol/L）。前列腺液常规：WBC满视野，卵磷脂小体减少。初步诊断为勃起功能障碍，慢性前列腺炎。给予限制烟酒，抗生素治疗前列腺炎，控制血脂，更换降压药物等治疗效果欠佳。一个月后复查血清性激素：T 9.97nmol/L，LH 5.73mIU/ml，FSH 12.61mIU/ml。

　　西医诊断：迟发性性腺功能减退；勃起功能障碍。

中医诊断：肾阳不足证（阳痿）。

处理：十一酸睾酮胶丸，80mg，bid，po；复方玄驹胶囊，3粒，tid，po。

2周后自觉晨勃有所恢复，性生活好转，腰酸腿软、乏力等症状亦明显好转；1个月后晨勃及性生活基本恢复正常。复查血清性激素：T 16.4nmol/L，LH 4.8mIU/ml，FSH 9.8mIU/ml。

处理：十一酸睾酮胶丸 80mg，bid，po；门诊随诊。

病例分析

迟发性性腺功能减退（late-onset hypogonadism，LOH）是一种血清雄激素水平随着年龄老化而降低引起的一种生化综合征。其特征为血清学睾酮低下和典型的临床症状，包括性欲和勃起功能减退，尤其是夜间勃起消失；情绪改变，容易疲劳，烦躁易怒，抑郁；体毛减少，皮肤改变；骨量减少，骨质疏松；内脏脂肪沉积等。LOH曾有多重命名，包括男性更年期综合征、老年男子部分激素缺乏（PADAM）和中老年男子雄激素缺乏（ADAM）等。

LOH的病因复杂，发病机制尚未明确。目前认为随着年龄增加，雄激素部分缺乏（主要是指睾酮缺乏）是主要发病机制。而并非所有睾酮水平下降的中老年男性都出现LOH的临床表现。

LOH的诊断包括三方面内容：①以勃起功能障碍为核心的临床症状；②血清睾酮测定；③试验性雄激素补充治疗反应。鉴于血液中睾酮以游离（FT）形式、与清蛋白（A1b-T）结合和与性激素结合蛋白（SHBG）结合三种形式存在，其中具有生物活性的FT仅占2%，而一般临床检测的多为总睾酮水平，对于临床症状明显，睾酮偏低或近似正常患者可采用诊断性睾酮补充治疗。

睾酮补充治疗（TST）是目前治疗 LOH 的主要方法，通过外源性补充睾酮使其达到正常生理浓度，从而消除由于部分睾酮缺乏而导致的生理变化及临床症状。目前睾酮补充包括口服十一酸睾酮胶丸、外用睾酮贴剂和肌内注射十一酸睾酮注射液三种主要方法。十一酸睾酮胶丸为补充睾酮的首选治疗药物，通过肠道吸收而避免最初的肝脏代谢，口服方便，疗效肯定。十一酸睾酮胶丸每天 80 ～ 160mg，分 1 ～ 2 次餐后服用，剂量可随时调整，停药后作用迅速消失，不产生长期不良后果。服药期间需定期复查血清睾酮水平，一般 2 ～ 4 周复查一次，根据血清睾酮水平调整口服十一酸睾酮剂量。一般疗程为 3 个月，如果无效，即可停止治疗；如果有改善，可以长期应用。TST 治疗的禁忌证包括合并前列腺癌、乳腺癌、红细胞增多症、严重睡眠呼吸暂停综合征等。年龄超过 50 岁的男性，治疗前应行血清 PSA 及前列腺超声、CT 等检查以排除前列腺癌。对于需要长期雄激素替代治疗的患者，可采用十一酸睾酮注射液 250mg，20 ～ 30 天肌内注射 1 次。

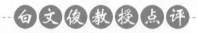

白文俊教授点评

LOH 的症状多而复杂，往往缺乏特异性。老年男性症状量表（AMS）和中老年男性雄激素缺乏自测表（ADAM）有助于检测 LOH 的症状和观察 TST 的治疗效果，但用于确诊 LOH 尚有争议。

TST 是治疗 LOH 公认的方法，对于睾酮处于正常值下限，临床症状明显者，也可尝试诊断性 TST 治疗。

TST 长期应用对下丘脑 - 垂体 - 睾丸轴的影响，尤其是有生育要求的 LOH 患者会产生不利影响。TST 治疗前应权衡利弊，治疗后密切随访红细胞比容、血红蛋白、PSA 水平等。

笔记

　　LOH 临床表现与中医肾阳虚、命门火衰证型相似，但本例患者曾自选口服壮阳药效果欠佳，而服用补肾壮阳的复方玄驹胶囊联合十一酸睾酮则显效明显，说明服用十一酸睾酮从根本上解决了患者血清睾酮低下的问题，复方玄驹胶囊通过温肾、壮阳、益精，迅速改善乏力、腰膝酸软等症状，中西医结合治疗本病具有一定优势。

024 中医诊治勃起功能障碍一例

📋 病历摘要

　　患者，男性，52 岁，司机。主诉：进行性阴茎勃起硬度减退 1 年，于 2015 年 8 月 17 日就诊。患者 1 年前出现勃起硬度减退，勃起后不持久，曾口服一些壮阳药效果欠佳，病情日益加重，晨勃逐渐消失，性生活成功率不足 40%。患者性欲正常，一般每月性生活 6 ～ 10 次。患者自发病以来，饮食可，夜眠可。大便多不成形，排便黏腻不爽；小便色黄，时感灼痛；阴囊潮湿较明显。既往患有慢性前列腺炎 10 余年。无糖尿病等病史，有烟酒嗜好。体检：阴毛、胡须等第二性征发育良好，双侧睾丸、附睾、输精管无明显异常。舌淡红，苔黄腻，脉弦。阴茎勃起时硬度：Ⅱ级。

　　中医诊断：阳痿（湿热下注型）。

处理：

（1）清淡饮食，戒烟限酒，少久坐，多运动。

（2）查血糖、血性激素水平。

（3）予以中药清利下焦湿热：

龙胆草 12g，黄芩 12g，栀子 10g，薏苡仁 15g，

泽泻 12g，茯苓 15g，猪苓 20g，炒苍术 15g，

黄柏 12g，川牛膝 15g，木通 6g，竹叶 10g，

甘草 10g，蜈蚣 2 条（去头足）

14 付，水煎服，每天分两次口服。

2015 年 9 月 1 日二诊：患者尿黄，阴囊潮湿明显好转，排尿无明显灼痛，晨勃有所增加，大便略稀，排大便较前通畅。未进行性生活。舌苔微黄腻，脉弦。血糖、血性激素水平正常。

处理：清热利湿为主，壮阳通络为辅。

栀子 10g，薏苡仁 15g，泽泻 12g，茯苓 15g，

猪苓 20，炒苍术 15g，白术 20g，黄柏 12g，

蛇床子 15g，韭菜子 15g，肉苁蓉 20g，当归 10g，

牛膝 15g，蜈蚣 2 条（去头足）

14 付，水煎服，每天分两次口服。嘱其可酌情尝试性生活。

2015 年 9 月 15 日三诊：患者晨勃明显改善，无明显阴囊潮湿，排尿基本正常，大便仍不成形，通畅。性生活一次，较前好转。舌淡苔微腻，脉微弦。

处理：壮阳通络为主，清利湿热为辅。

泽泻 12g，茯苓 15g，猪苓 10，白术 15g，

蛇床子 15g，韭菜子 15g，肉苁蓉 20g，当归 10g，

牛膝 15g，淫羊藿 30g，蒺藜 12g，巴戟天 20g，

蜈蚣 2 条（去头足）

14 付，水煎服，每天分两次口服。嘱其可酌情增加性生活。

2015 年 9 月 28 日四诊：患者性功能、排尿症状均正常，无阴囊潮湿，大便通畅。

处理：巩固治疗。

（1）复方玄驹胶囊 3 粒 / 次，每日 3 次口服；四妙丸 6g，每日 3 次口服。

（2）坚持调整生活习惯。

病例分析

勃起功能障碍中医学称之为阳痿。对本病的记载最早见于《黄帝内经》，称之为"阴痿""筋痿"。中医认为，本病的发生与肝、肾、心、脾四脏功能失调和气血经络失和有密切关系。病因为情志内伤、湿热、瘀血、痰湿、寒邪、虚损。基本病机为肝郁气滞、实邪内阻，宗筋失于充养而不用；或脏腑虚损，精血不足，宗筋失养。男性勃起功能障碍中医分为肝气郁结，湿热下注，肾阳虚、命门火衰，大卒惊恐四个基本证型。本证属于肝胆湿热型。

湿为阴邪，其性重浊黏滞。《灵枢·百病始生》篇说："浊湿伤下。"《素问·太阴阳明论》说："伤于湿者，下先受之。"《灵枢·邪气脏腑病形》篇说："身半已下者，湿中之也。"可见湿邪发病有三个特点：①最易阻遏气机，使气机升降失常，经络阻滞不畅，精气受阻；②易伤阴位，多见下部病变；③易损伤阳气。男科病多在下焦，故湿邪是男科疾病的重要因素之一。临证以肢体沉重，胸腹痞闷，舌苔黏腻，小便不利或淋浊及阴囊潮湿痒痛等为特点。多由嗜酒，过食肥厚甘味，酿湿生热，湿热郁蒸肝阳，循经下注宗筋，阻滞气机，宗筋弛纵而阳痿。治则清利湿热，强筋起痿。方药以龙

笔记

胆泻肝汤或猪苓汤加减。本例治疗初期以龙胆泻肝汤和猪苓汤清热利湿祛邪为主，中期祛邪扶正并举，后期扶正为重。采用虫类药蜈蚣通络恢复宗筋。邪气去正气恢复，病得安。同时，注重生活习惯调整，减少湿热内生，预防复发。

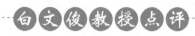

　　男科疾病的治疗，西医侧重查找病因，进行有针对性的治疗，有些患者确实难以找到明确的病因。中医治疗各种男科疾病历史久远，中医侧重全身调理，达到阴平阳秘，恢复机体正常机能。在临床诊疗过程中，通过西医检查排除相关发病因素后，发挥中医学优势，在准确辨证的基础上，利用中药调理，多可取得较好的临床疗效。

参考文献

1. 白文俊，王晓峰. 现代男科学临床聚焦. 北京：科学出版社，2017.

2. 黄宇烽，李宏军. 实用男科学. 北京：科学出版社，2009.

3. 贾金铭. 中国中西医结合男科学. 北京：中国医药科技出版社，2005.

4. 徐福松. 徐福松实用中医男科学. 北京：中国中医药出版社，2009.

5. 刘继红，熊承良. 性功能障碍学. 北京：中国医药科技出版社，2004.

6. Perheentupa A，Huhtaniemi I.Aging of the human ovary and testis.Mol Cell Endocrinol，2009，299（1）：2-13.

7. Nieschlag E.Current topics in testosterone replacement of hypogonadal men.Best Pract Res Clin Endocrinol Metab，2015，29（1）：77-90.

8. Bhasin S，Cunningham GR，Hayes FJ，et al.Testosterone therapy in men with androgen deficiency syndromes：an Endocrine Society clinical practice guideline.J Clin Endocrinol Metab，2010，95（6）：2536-2559.

025 早泄一例

病历摘要

患者，男性，47岁，已婚，育一女，装修工人。主诉：射精快半年。患者半年前无明显诱因出现射精快，平均约1分钟，夫妻双方均不满意，未曾治疗，近日出现焦虑，性欲降低，为求诊治随来我院。既往体健。查体：阴茎外观正常，疲软时约9cm，双侧睾丸14ml，无触痛，前列腺中央沟存在，无变浅，光滑无触痛。辅助检查：生化、血常规、性激素、PSA均未见明显异常。

诊断：早泄。

治疗：延迟射精，改善焦虑，提高性欲。给予盐酸帕罗西汀片10mg，每日1次口服；盐酸利多卡因凝胶，性交前15分钟阴茎头外用。

经治疗15天，患者出现射精延迟，约8分钟，焦虑缓解，性欲恢复正常，夫妻双方满意，无明显不适，继续目前治疗，并半月就诊一次。

病例分析

早泄是男性常见的性功能障碍疾病，可以导致患者精神苦闷、焦虑、尴尬和抑郁等，可影响性欲望、生活情趣和伴侣关系。关于早泄定义至今没有达成一个共识。所有定义都包括3个要素：①射精潜伏期短；②控制射精能力差；③性满足程度低。

国际性医学会从循证医学的角度上指出早泄的定义应包括以下

3 点：①射精总是或者几乎总是阴茎插入阴道 1 分钟以内；②不能在阴茎全部或几乎全部进入阴道后延迟射精；③消极的个人精神心理因素，比如苦恼、忧虑、挫折感和（或）逃避性活动等。该定义仅限应用于经阴道性交的原发性早泄，还不足以对继发性早泄做出循证医学的定义。

早泄分为原发性早泄、继发性早泄、境遇性早泄、早泄样射精功能障碍四种。近年研究表明，早泄也许是躯体疾病或神经生理紊乱所致。而心理 / 环境因素可能维持或强化早泄的发生。龟头高度敏感、阴部神经在大脑皮层的定位、中枢 5- 羟色胺神经递质紊乱、勃起困难、慢性盆腔疼痛综合征、甲状腺功能异常均可能导致早泄的发生。

人类的射精机制尚不清楚，目前认为主要由交感神经系统介导。

诊断主要依据病史及性生活史。根据病史应将早泄分为原发性和继发性，无论原发性还是继发性，都有射精潜伏期短、射精控制能力差、消极的个人精神心理的表现。

早泄应当与滑精相鉴别，滑精为清醒不性交时精液流出，与早泄不同。该患者既往无射精快病史，半年前出现射精快，并出现焦虑、性欲下降，影响夫妻生活满意度，符合继发性早泄。目前治疗方法包括：①非药物治疗：如心理 / 行为治疗；②药物治疗：选择性 5- 羟色胺再摄取抑制剂，包括达泊西汀、帕罗西汀、舍曲林、氟西汀、氯米帕明、西酞普兰及外用表面麻醉剂等，合并勃起功能障碍者可选择 PDE5 抑制剂；③手术治疗如阴茎背神经阻断术，但风险高，易复发，不推荐使用。综合考虑选取帕罗西汀口服联合利多卡因外用治疗，帕罗西汀抑制神经元对 5- 羟色胺的再吸收，从而影响神经递质作用于细胞突触前后受体的电位差，延长阴部运动神经元反射放电的潜伏期，从而延迟射精；利多卡因凝胶为表面麻醉药，

笔记

降低阴茎头敏感性延迟射精，联合应用增强效果。多数学者认为原发性早泄不能治愈，继发性早泄可治愈，但仍有部分患者反复，建议目前用量连续用药 3 个月后逐渐减药观察。

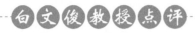

白文俊教授点评

　　早泄是男性常见的性功能障碍疾病，严重影响个人情绪及伴侣关系，目前无统一定义，发生机制复杂不清，多选择药物治疗，以选择性 5- 羟色胺再摄取抑制剂和表面麻醉剂为主，手术治疗不推荐。

026 精囊结石致顽固性血精症一例

病历摘要

　　患者男性，54 岁，已婚已育，因"反复精液带血 1 年"入院。患者 1 年前开始无诱因性生活后出现精液带血，暗红色，无血凝块，无血尿及排尿困难，无尿频、尿急、尿痛，无会阴部疼痛及腰背痛，曾多次在外院就诊，考虑精囊炎，抗炎对症治疗，上述症状反复发作。既往有高血压病史五年，否认不洁性生活史，否认手术史及外伤史，无特殊用药史。体格检查：男性表征，体格发育正常，阴茎、双睾丸、附睾未及异常，双侧输精管未扪及异常。肛门指诊示前列腺 Ⅱ 度，质地中等，无触痛，表面未及结节，中央沟浅，肛门括约肌张力正常，指套未血染。实验室及影像学检查：血尿常规、凝血常规未见异常，血清 PSA 及 FPSA 在正常范围。经直肠前列腺精囊腺超声提示左侧精囊扩张及 MRI 提示左侧精囊腺信号异常，T1WI 呈稍高信号，T2WI 呈稍低信号改变，考虑左侧精囊腺出血（图 28）。

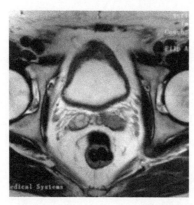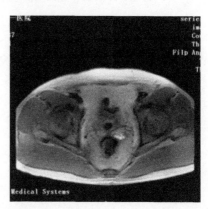

图 28 左侧精囊腺出血

血精症（1. 慢性精囊炎？2. 左侧精囊出血；3. 精囊结石？）排除手术禁忌证后，在全麻下行经尿道精囊镜检查。术中在斑马导丝导引下进入前列腺小囊，见两侧射精管开口于前列腺小囊内，循导丝进入左侧精囊，见精囊液浑浊，予以生理盐水反复冲洗至视野亮，见多枚精囊结石伴有少量血凝块（图 29，图 30），囊壁充血，予以钬激光击碎结石并异物钳取出结石，再次注入 0.5% 左氧氟沙星注射液 20ml 冲洗精囊，结束手术。术后留置尿管，次日拔除。术后随访半年未见血精复发。

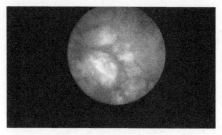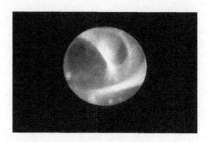

图 29 精囊内结石　　　　　图 30 精囊出血

病例分析

1. 有关血精的病因学

血精是男性生殖系统病症之一，几乎都是由于前列腺和（或）精囊的非特异性炎症引起，一般在几周内症状就可以自行消失。如果患者血精的症状持续数周以上，就应该行进一步的检查，以排除可能的严重病理学改变并解除患者的焦虑。

血精最常见的病因是精囊和前列腺的炎症和微生物感染。Bamberger 等报道血精症约 75% 可检测到病原微生物感染，包括单纯疱疹病毒感染（42%）、沙眼衣原体（33%）、粪肠球菌（17%）和解脲支原体（8%）。但对于顽固性血精症患者，由于此前已多次应用抗生素，临床上往往难以检测到病原微生物。血精症其他少见的原因包括射精管梗阻或囊肿、精囊结石或前列腺肿瘤、精囊结核、精囊憩室、精道损伤和医源性因素如经直肠前列腺穿刺活检等。

精囊结石多见于精囊慢性炎症、尿液反流、射精管梗阻、精囊液潴留。代谢紊乱导致结晶，附着于脱落的上皮细胞和炎性渗出物上形成结石。除此之外，良性前列腺增生、睾丸肿瘤及一些全身性疾病，如出血性疾病、肝功能异常、严重高血压等也可引起血精。

2. 有关血精的诊断及鉴别诊断

对于顽固性血精及伴发其他症状的患者，除进行详细询问病史及全身检查，并做必要的化验如血常规、尿常规，前列腺液及精液分析，肝肾功能，凝血功能及血清 PSA 检查外，影像学检查是进一步判断精囊前列腺区域重要病理性改变的主要措施，包括经直肠前列腺精囊彩超、盆腔 CT、MRI 等。Papp 等报道 121 例血精症患者，未能找到明确病因的特发性血精占 15%，较以往报道认为的特发性血精（30%）的比率大幅降低，显示随着现代影像学技术的应用，以往所指的特发性血精多数能找到病因并作出诊断。Yagci 等对 54 例血精症患者做 TRUS，发现异常者达 94.5%，提示 TRUS 能明确大多数血精症的病因。国内一组报道显示 53 例血精症患者中超声检查发现异常者 47 例，占 88.7%。盆腔 MRI 的三维切面成像，有更好的软组织结构分辨力，能显示前列腺、精囊、输精管壶腹及射精管多层面更精确的结构变化，尤其是能明确显示精囊和前列腺的出血，被认为是男性性腺、附属性腺及其导管影像学检查的"金标准"。

虽然影像学技术检查为诊断顽固性血精提供了较为客观的依据，对顽固性血精的临床诊疗带来了新的思路，但仍有不少的顽固性血精患者应用影像学技术检查无法查出出血部位及原因。随着内镜技术的发展和临床应用，顽固性血精的诊疗又有了更新的发展。Yang 等首次经尿道、射精管开口逆行插入输尿管镜，诊断精囊疾病，并首次提出精囊镜的学说和理论依据，总结出精囊镜诊断精囊疾病是安全和可行的。樊胜海等经尿道输尿管镜治疗顽固性血精，认为应用输尿管镜经正常的解剖学途径治疗血精是新的腔镜内诊治技术，输尿管镜管腔相对细小，解剖学认为远端精道具有可扩张的生理特点，因此，输尿管镜可以顺利地通过射精管和精囊，既能直观地观察射精管和精囊管腔情况，明确顽固性血精的原因，还可以对射精管和精囊管腔的病变如精囊结石、精囊囊肿等疾病进行治疗，诊断和治疗同步进行，具有很大的临床应用价值。

3. 有关血精的治疗

虽然大部分有明显生殖道感染的血精患者可通过药物治疗，但症状严重，保守治疗无效的血精患者应该在深入进行影像学检查的基础上，分析内在病因，并进行微创治疗。

笔记

精囊镜检查操作过程较简便，利用输尿管镜进行精囊镜检，循正常的解剖途径逆行入镜，能够获得精阜腔开口、射精管、精囊的直视像，在直视下明确血精的来源和病因，还可同期清除精囊血块或结石。精囊镜检时镜体对射精管狭窄梗阻可进行扩张，去除了射精管不全梗阻引起精道反复感染导致血精复发的因素，这可能是精囊镜技术诊治顽固性血精症疗效显著的重要原因。

精囊镜治疗中应注意：①术中操作轻柔，避免暴力操作引起出血、直肠损伤等并发症。②寻找到射精管正常开口是手术的关键，射精管开口很隐蔽时，可以通过加大灌注压来暴露，或者使用输尿管导管仔细探寻。如果患者血精比较明显时，可以让助手经直肠按摩精囊腺，镜下看到血性液排出即为射精管开口。③精阜开口寻找困难时，如果患者血精比较明显时，可以让助手经直肠按摩精囊腺，镜下看到血性液排出即为精阜开口。④有时射精管开口梗阻严重，或者精阜开口水肿明显时，可使用电切镜切开部分精阜显露。行电切时让助手同时行直肠指检，可避免切除过深而损伤直肠壁。⑤术中要用好导管，特别是开口寻找困难的时候，使用 F4 输尿管导管试探寻找。从精阜开口入镜到射精管开口，再到精囊腺，尽力在导管引导下操作，避免盲目操作增加损伤。

精囊镜的并发症：直肠损伤与前列腺损伤是精囊镜检查严重的并发症。导致并发症的主要原因就是射精管口位置寻找不准确，镜身向下用力穿破尿道，损伤直肠。镜身向前向上则易损伤前列腺，引发前列腺出血。冲洗液压力过大可造成逆行感染致附睾炎。射精管口、尿道外括约肌损伤可致逆行射精、尿失禁。预防并发症的最根本方法是尽可能熟悉解剖，操作轻柔，控制冲洗液压力和速度，准确寻找到射精管开口，清晰地寻找解剖结构可以避免并发症的发生。

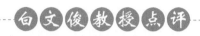

　　对于非全身性疾病或前列腺肿瘤等原因引起的顽固性血精症患者，使用经尿道精囊镜技术治疗创伤小，近期效果满意。精囊镜技术是一个新的热点，但精囊镜的研究尚缺乏多中心大样本的临床研究，随访时间不长，对远期可能引起的并发症尚没有定论，如会不会有射精管开口瘢痕狭窄引起梗阻性无精等。所以，对于未婚或者有生育要求的患者，使用精囊镜操作更需要谨慎，应做好医患沟通。

参考文献

1.Wein AJ，Kavoussi LR，Novick AC，et al.Campbell-Walsh Urology.Philadelphia：ELSEVIER，2012：79-80.

2.Ahmad I，Krishna NS.Hemospermia.J Urol，2007，177（5）：1613-1618.

3.Bamberger E，Madeb R，Steinberg J，et al.Detection of sexually transmitted pathogens in patients with hematospermia.Isr Med Assoc J，2005，7（4）：224-227.

4.徐月敏，陈嵘，乔勇，等.42例血精症病因的诊断与治疗.临床泌尿外科杂志，2003，18（5）：289-290.

5.张凯，李淑清，贺占举，等.顽固性血精病因和治疗初探.中华男科学，2003，9（2）：118-121.

6.杨大中，马晓年.血精症病因探讨.中华男科学，2001，7（6）：404-406.

7.Papp GK，Kopa Z，Szabó F，et al.Aetiology of haemospermia.Andrologia，2003，35（5）：317-320.

8.Yagci C，Kupeli S，Tok C，et al.Efficacy of transrectal ultrasonography in the evaluation of hematospermia.Clin Imaging，2004，28（4）：286-290.

9.张玲，高晓艳，凌毅，等.经直肠超声检查在血精病因分析中的价值.临床超声医学杂志，2008，10（10）：698-670.

10. Yang SC，Rha KH，Byon SK，et al.Transutricular seminal vesiculoscopy.J Endourol，2002，16（6）：343-345.

11. 樊胜海，李学德，武英杰，等.经尿道输尿管镜治疗顽固性血精的临床观察.中国性科学，2012，21（6）：13-14.

027 勃起后血尿一例

病历摘要

患者，男性，44岁。主诉：阴茎勃起后血尿一个月。患者于一个月前出现阴茎勃起后血尿，一个月间共发生4次，前3次发生于性交之后，均为无痛性初段肉眼血尿，最后一次发生于晨起晨勃后，当时尿液内有血凝块，伴明显排尿困难，在当地急诊泌尿科就诊并留置导尿管行膀胱冲洗后血尿好转。患者在当地进一步行尿常规、泌尿系超声、膀胱尿道镜、全泌尿系统CT等检查均未能明确出血原因，故为进一步诊治就诊。患者于病程中无血精，无尿频、尿急、尿痛，无发热、腰痛，无鼻衄或齿龈出血，平素饮食及大便正常，体重无明显变化。现精神状态良好。既往有糖尿病病史2年。查体：患者发育正常，外生殖器未见异常，肛诊前列腺及精囊均未见异常。尿常规：尿糖（+++）。患者第三次出现血尿后就诊查泌尿系超声提示前列腺稍大，

155

其他未见异常；患者第四次出现血尿后就诊查膀胱镜，尿道及膀胱未见异常；患者第四次出现血尿时尿液内有血凝块伴有排尿困难，当时查超声提示膀胱内有血块；患者第四次血尿后留置导尿管，冲洗出血块后查全泌尿系统 CT 未能明确出血原因，仅发现右侧肾上腺结节。

初步诊断：①前列腺部尿道出血；②右侧肾上腺腺瘤；③ 2 型糖尿病。

诊疗计划：①氯米帕明 25mg，每晚 1 次口服；②云南白药胶囊 2 片，每日 3 ~ 4 次，血尿明显时口服 2 ~ 3 天。③右侧肾上腺腺瘤体积小，无临床症状，告知患者行内分泌检查，密切随访。糖尿病请内分泌科会诊后进一步治疗。

治疗转归：该患者口服药物治疗约 4 周后血尿完全消失，随访 6 个月未出现血尿。

病例分析

1. 如何确定血尿部位

患者每次均为阴茎勃起或性交后出现血尿，表明血尿来源于尿道，勃起及射精均可引起尿道黏膜压力增加导致血管破裂出血。如为前尿道出血可出现尿道溢血现象，该患者仅表现为初段血尿，可排除前尿道出血，考虑血尿来源于前列腺部尿道。

2. 鉴别诊断

①前列腺或精囊出血：主要表现为血精，结合泌尿系超声及 CT 可排除前列腺或精囊出血；②泌尿系感染：以终末血尿多见，伴有明显尿频、尿急、尿痛，感染严重者可出现发热，如累及上尿路可出现腰痛，尿常规可见大量白细胞；③泌尿系肿瘤：以全程无痛性肉眼血

尿为主要表现，与阴茎勃起无关，结合泌尿系超声、膀胱尿道镜、泌尿系统 CT 等检查可排除泌尿系肿瘤；④泌尿系结石：血尿与阴茎勃起无关，上尿路结石表现为突发腰痛伴血尿，并可伴有尿频、尿急等症状，膀胱结石可有明显尿频、尿急、尿痛、尿流中断等症状，结合泌尿系超声、膀胱尿道镜、泌尿系统 CT 等检查可排除泌尿系结石。

3. 治疗方案及用药

首先要通过尿常规、泌尿系超声、膀胱尿道镜检查排除感染与占位性病变。患者出血原因考虑为阴茎勃起时前列腺部尿道压力增加，导致尿道黏膜小血管反复破裂出血，睡眠中勃起则不受患者意识控制，其发生机制为人类睡眠由慢波睡眠及快波睡眠组成，两种睡眠形式交替出现，人类 8 小时睡眠中会出现 4 ~ 6 次快波睡眠，伴有阴茎勃起，每次持续约 25 分钟，与睡眠后中枢神经系统对阴茎勃起的抑制消失有关。由于自然觉醒总是发生在快波睡眠期，故晨勃为夜间勃起的延续。基于睡眠中勃起总是与快波睡眠同时发生，抑制快波睡眠即可抑制夜间阴茎勃起。氯米帕明可阻断中枢神经系统去甲肾上腺素和5- 羟色胺的再摄取，对 5- 羟色胺再摄取的阻断作用更强，发挥抗抑郁、抗焦虑作用，可有效抑制快波睡眠的发生，故可明显抑制夜间阴茎勃起，如疗效不理想可逐步加量至 50mg，2 次 / 日。其他可选择的药物还有舍曲林，同为 5- 羟色胺再摄取阻断药物。氯氮平、氯硝西泮等苯二氮䓬类抗精神病药物也可减少快波睡眠发生，还有肌肉松弛药物巴氯芬亦有效。一种药物无效时可交替使用药物，改善疗效。血尿明显时可使用止血药物，如云南白药；血尿特别严重，膀胱内形成血凝块和出现排尿困难时应当留置导尿管进行膀胱冲洗或通过膀胱镜清理血凝块。反复血尿，口服药物治疗无效时可考虑在患者血尿发作时行膀胱尿道镜检查明确出血部位，进一步行经尿道电凝血管治疗。

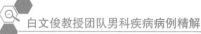
白文俊教授点评

阴茎勃起后出现血尿，检查未能明确出血原因，无血精，无尿频、尿急、尿痛及其他出血部位，出血原因考虑为阴茎勃起时前列腺部尿道压力增加导致尿道黏膜小血管反复破裂出血有关。清醒状态下勃起可通过避免性刺激、转移注意力或适度活动得到缓解，夜间勃起则需要药物抑制。抑制快波睡眠可抑制夜间阴茎勃起，应用氯米帕明可有效抑制快波睡眠的发生，明显抑制夜间阴茎勃起，降低前列腺部尿道因勃起压力增加，导致尿道黏膜小血管破裂出血，同时应用云南白药胶囊止血。

参考文献

1. 白文俊，王晓峰.现代男科学临床聚焦.北京：科学出版社，2017.

2. 那彦群，叶章群，孙颖浩，等.2014版中国泌尿外科疾病诊断治疗指南.北京：人民卫生出版社，2014.

028 逆向射精一例

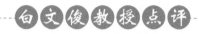 病历摘要

患者，男性，28岁。主诉：主因结婚4年未育。一直未避孕，

性生活正常，有射精动作及快感，每次射精量少。当地多次检查精液常规，精液量 0.1 ~ 0.3ml，均未发现精子，准备睾丸活检。近期患尿道炎，已治疗。否认睾丸外伤及手术、腮腺炎、睾丸炎、棉籽油食用史，否认糖尿病及其他慢性病史。查体：第二性征正常，P5G5，双侧睾丸约 15ml，质地正常，附睾未触及异常，输精管存在。精液常规：0.5ml，色透明，未见精子。200 倍镜下，镜检 20 视野，未见精子。性激素：促黄体生成素（LH）4.47IU/L（参考值：1.24 ~ 8.62IU/L），促卵泡生成素（FSH）2.65IU/L（参考值：1.27 ~ 19.26IU/L），睾酮（T）18.44nmol/L（参考值：6.07 ~ 27.10nmol/L），催乳素（PRL）11.14ng/ml（参考值：2.64 ~ 13.13ng/ml），雌二醇（E_2）20.38pg/ml（参考值：≤ 47pg/ml）。经直肠输精管、精囊腺、射精管、前列腺彩超：待查。诊断：①无精子症原因待查；②射精功能障碍？诊疗计划：进一步检查明确无精子症及精液量少的原因。

病例分析

1. 根据病史及目前检查考虑无精子症的原因有哪些

（1）患者睾丸体积正常，性激素正常，可以除外下丘脑 – 垂体功能紊乱所致。

（2）精液量少的原因：梗阻性无精子症？射精或泌精障碍？

（3）染色体核型异常？ Y 染色体微缺失？

（4）原发性睾丸生精功能衰竭？

2. 如何选择进一步检查

（1）射精后尿常规找精子。

（2）精囊腺、输精管壶腹按摩取液找精子。

（3）染色体核型分析 +Y 染色体微缺失检查。

（4）睾丸活检或显微取精。

综合病史，患者精液量少，无精子，应首先考虑两者是否有关联，即需要除外是否有输精管道的梗阻及泌精、射精功能障碍，而多次就诊均未排除。射精后尿常规：白细胞 74 个 /μl，细菌 596 个 /μl，精子数量：1968 个 /μl，诊断为逆向射精。

3. 逆向射精的原因、是否需要进一步检查、为何还有部分精液射出

患者有射精动作和快感，而且有精液排出（逆向射精），既往没有引起神经损伤的病史，考虑患者整个射精过程中神经通路是完整的。射精时膀胱颈虽能关闭形成压力室，但内括约肌形成的收缩力不够强，以至于在射精时精液逆射入膀胱。如存在尿道狭窄、膀胱颈钙化或挛缩、射精源性膀胱等，患者贮尿或排尿方面应存在异常，而患者没有这些表现，所以逆向射精的原因可能是膀胱颈功能差所导致，没必要进一步检查。患者精液颜色为透明，射出体外的精液应为尿道球腺及以下分泌的液体，附睾、前列腺、精囊腺分泌的液体都逆射入膀胱。

4. 治疗的选择

（1）药物治疗：盐酸米多君，α- 肾上腺素受体激动剂，使膀胱内括约肌张力增高，后尿道阻力增加，射精时精液不能逆行入膀胱。用药期间应从小剂量开始，逐渐加量，监测血压，血压超过 160/100mmHg 需停药。

（2）药物治疗不成功可选择人工授精。

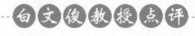

白文俊教授点评

逆向射精是指男性性欲正常，阴茎勃起功能正常，有射精动作和高潮感受，精液逆向射入膀胱。诊断此病，首先要

详细询问病史并进行体格检查，如勃起功能、有无高潮、有无遗精、是一贯性还是偶发、有无进行性发展等，以及有无糖尿病、外伤、手术史等影响神经系统病变的疾病。病史明确后，射精后检验尿常规，如见大量精子可诊断。目前无特效药物治疗逆向射精，常用药物为米多君，可增强交感效应，减低副交感反应，增加膀胱颈部张力，但要监测血压，如持续升高超过 160/100mmHg 应停药。药物治疗失败需要选择人工授精。

参考文献

1. 白文俊，于志勇 . 射精与射精功能障碍 . 中国临床医生，2012，40（9）：16-18.

029 原发性功能性不射精症一例

病历摘要

患者，男，28 岁，贵州籍人，主诉：性生活时从来不射精 12 年。自述从 16 岁开始和多位女友同居，勃起正常，性欲正常，性生活时持续 40 ~ 60 分钟（偶尔可达 120 分钟），仍然不能射精，也不疲软，终因疲劳而终止性生活。否认有梦遗史。偶尔强烈、长时间手淫刺激可以射出一些稍微透明液体（约 0.5 ~ 1ml），未出现明显的射精快感。婚后 8 年亦如此，妻子一直未孕育。曾在贵州老家和北京多家中医院治疗无效。饮酒少，不吸烟。既往体健。否认吸毒和经常用药史。家族中无糖尿病和高血压病史。夫妻关系良好，偶尔两地分居。查体：体重 60kg，身高 165cm，心肺无异常。男性表征，第二性征明显，阴茎发育正常，包皮不长，睾丸体积均约 14ml，质地中等。附睾、输精管未及明显异常。未见精索静脉曲张。肛门指检：前列腺中等硬度，中央沟变浅，表面未及结节和包块，界清楚。尿常规未见异常。空腹血糖 5.00mmol/L（参考值：3.9 ~ 6.1mmol/L），糖化血红蛋白（HBA1c）4.61%（参考值：4.2% ~ 6.5%）。性激素五项：雌二醇（E_2）34pg/ml（参考值：20 ~ 75pg/ml），催乳素（PRL）17.51ng/ml（参考值：2.64 ~ 18.50ng/ml），睾酮（T）5.86ng/ml（参考值：1.75 ~ 7.81ng/ml），促黄体生成素（LH）4.07mIU/ml（参考值：1.24 ~ 8.62mIU/ml），促卵泡生成素（FSH）4.74mIU/ml（参考值：2.97 ~ 6.82mIU/ml）。甲状腺激素五项正常。精液分析（在观看视频手淫 30 分钟后）：禁欲 4 天，1ml，不液化，黏稠，pH 7.5。因精子数量太少，无法电脑计数和分型，手工镜检：0 ~ 2 个 /HP，可见活动精子。染色后形态分析：正常精子 1%，畸形 99%。尿沉渣找精子：未见精子。

治疗过程及转归：充分解释病情，给予米多君 2.5mg，口服，3 次 / 日，多巴丝肼胺 0.25g，口服，2 次 / 日。疏肝益阳胶囊 2g，口服，3 次 / 日。嘱 1 周后再次手淫采精检查，期间不要手淫和同房。2016 年 9 月 20 日门诊手淫取精（在观看视频资料 30 分钟后）成功，检测如下：禁欲 7 天，3.2ml，pH 7.5，30 分钟液化，非黏稠，密度 2.82×10^7/ml，活率 40%，A+B=30.8%，A 24.113%，B 6.738%，C 9.22%，D 59.929%。伊红染色着色率 27%。染色后形态分析正常精子 3%，畸形 97%。对照就诊前情况，治疗有效，患者信心增加，拟调整药物剂量继续观察治疗：米多君 2.5mg，口服，3 次 / 日；多巴丝肼胺 0.25g，口服，3 次 / 日；疏肝益阳胶囊 2g，口服，3 次 / 日。建议尝试性生活 1 周 1 次观察疗效，服药期间定期监测血压，当血压超过 160/100mmHg 时及时停药并到医院随诊。

　　3 周后复诊，述用药期间没有不适症状，尝试了和不同的人发生了 4 次性交，勃起良好，性生活持续了 60 分钟左右，均未射精。2016 年 10 月 19 日再次复查性激素五项：E_2 62pg/ml，PRL 13.49ng/ml，T 4.56ng/ml，LH 7.96mIU/ml，FSH 5.42mIU/ml。复查精液结果：禁欲 3 天，2.4ml，pH 7.5，40 分钟液化，黏稠，密度 $2.825×10^7$/ml，活 率 40%，A+B=28.319%，A 19.174%，B 9.145%，C 11.799%，D 59.882%。伊红染色着色率 25%。染色后形态分析正常精子 6%，畸形 94%。继续和患者解释沟通，行性心理、性知识和行为宣教。将药物剂量再次调整，建议再观察治疗 1 个月，如果仍然无效，暂时以手淫取精行人工授精，优先解决生育的问题。患者同意继续治疗，药物调整如下：米多君 5.0mg，口服，3 次 / 日。多巴丝肼胺 0.5g，口服，3 次 / 日，口服。疏肝益阳胶囊 2g，口服，3 次 / 日。10 天后接到了患者电话：终于迎来人生的第一次阴道内射精了！射精潜伏期 40 分钟。嘱继续服药，继续总结、探索、积累性经验。1 个月后患者复诊述几乎每次采取男上位时，在阴道内射精潜伏期 20 ～ 30 分钟。嘱继续用药，并随访门诊。春节期间中断药物治疗 40 天，患者述又不能射精了。遂邮寄如上药物继续服用，期间患者回访又能射精，且射精潜伏期一般在 20 分钟左右，夫妻满意。2017 年 4 月 20 日妻子停经 40 天，检查已经怀孕。由于妻子已怀孕，要求暂停药物治疗，以后需要时再联系。

🔬 病例分析

该患者根据其病史特点、临床表现及辅助检查诊断为原发性功能性不射精症。其依据为：①正常的性生活时不能射精，而在手淫时可射精。②无神经系统损伤、疾病史及泌尿生殖系统疾病史。

不射精症（AE）是指阴茎能正常勃起和性交，但是达不到性高潮和获得性快感，不能射出精液，或是在其他情况下可射出精液而在阴道内不射精。不射精症常导致男子不育症，约占性功能障碍致不育的72%。

射精的生理过程可分为精液泄入后尿道、膀胱颈关闭及后尿道的精液向体外射出3个过程，是由神经系统、内分泌系统和生殖系统共同参与的复杂生理反射过程。其中，交感神经的兴奋性起着主导作用，在性交时性器官主要是阴茎头部感受性冲动通过传入神经，如阴茎背神经、阴部神经和骶神经传入到脊髓泄精中枢和射精中枢，再通过传出神经支配效应器（输精管、精囊壶腹、膀胱颈及前列腺）而诱发射精伴随快感的过程。同时，这种射精反射功能受大脑的控制，视听觉性刺激可直接激活大脑的射精中枢，并通过脊髓外侧索下传到泄精和射精中枢经传出神经而支配射精器官诱发射精，如果射精通路任何环节发生功能或器质性障碍均可导致射精障碍。

根据患者既往有无遗精和（或）通过手淫刺激能否射精分为功能性不射精和器质性不射精。

1. 功能性不射精

功能性不射精症约占AE的90%，分为原发性和继发性两种，前者是指在清醒状态下从未有过射精，后者是指曾有过射精后因各种原因导致不射精。继发性不射精的主要原因有：①精神因素为常见原因，如对配偶不满意、结婚负债多、思想压力大、夫妻关系不协调、性欲减退、性生活环境不佳等导致对性生活采取克制态度，长期抑制形成不射精条件反射。②性无知，夫妻双方完全缺乏性知识甚至对性有恐惧心理，如女方害怕妊娠或畏惧疼痛而限制男方大幅度、快速的抽动，导致男方不能达到射精的阈值。③性疲劳，性交过频容易造成脊髓射精中枢功能紊乱引发不射精。此外，长期手淫者由于使射精中枢习惯于手淫的强烈刺激，性交时反而达不到射精阈值；另外一方面，手淫者通常有负罪感和羞耻感，也可对射精产生抑制作用。

2. 器质性不射精

器质性不射精约占 AE 的 10%，主要原因有：①有大脑侧叶病变：性欲虽正常但性交不能射精；②脊髓损伤：十二胸椎到第一腰椎段及骶髓段损伤；③传导神经障碍：胸腰交感神经切除术、腹膜后淋巴结清扫术都能损伤神经，引起不射精；④局部病变：膀胱颈松弛、精阜肥大、阴茎外伤、硬结瘢痕纤维化、严重尿道下裂；⑤垂体功能低下、甲状腺功能亢进症、肢端肥大症、黏液水肿等也可引起射精障碍；⑥药物影响：长期应用某些抗高血压药，服用过量镇静安定药物或 α - 肾上腺素阻滞等，以及长期酗酒都会诱发不射精。

3. AE 的主要治疗方法

临床上 AE 的主要治疗方法有心理及性教育治疗、性行为治疗、药物治疗、振动刺激诱发射精（PVS）及电刺激诱发射精（EEJ），但对于有明确病因引起的 AE 患者，及时治疗原发病为首要选择。

（1）心理及性教育治疗：大部分 AE 者属于功能性不射精症，

是由心理压力过大及对性知识的匮乏引起的，在治疗这类患者时要向患者夫妇同时传授性器官解剖生理常识和性反应知识，并注意性交姿势、方法，消除错误的思想观念，协调夫妻关系，使妻子配合丈夫，帮助丈夫消除性焦虑，使丈夫在充分放松和充满激情的心理状态下性交，加强刺激强度，使阴茎能接受更多的性刺激，从而达到治疗的目的。

（2）性行为治疗：是由 Master 和 Johnson 等首次提出的一种心理行为疗法。主要是通过性感集中训练，提高患者对性反应的自身感觉，减轻对性交的焦虑和恐惧。主要包括 4 个过程：非生殖器性感集中训练、生殖器性感集中训练、阴道容纳与阴道内抽动等，使患者逐渐适应并熟悉性交过程，充分享受性交的快感，达到治疗 AE 的目的。另外，为了加强对阴茎的刺激，可以通过手淫、调整性交频率和时间及改变体位，如女上位、蹲位，女方主动上下活动用力摩擦阴茎进一步诱导射精。在 Master 的实验中通过性治疗不射精症治愈率达到 74.1%，是一种行之有效的性功能障碍治疗方法。

（3）药物治疗：用于治疗 AE 的口服药物种类较少，主要有以下几种药物：①左旋多巴：常用剂量为 0.25 ~ 0.5g，口服，3 次 / 日。可以激活脑内多巴系统，抑制 5- 羟色胺系统来提高射精中枢的兴奋性，用于高位射精中枢异常。②美多芭（多巴丝肼）片，0.25 ~ 0.5g，口服，3 次 / 日。它作用于突触前膜上的多巴胺受体，产生抗焦虑作用，但无镇静、肌肉松弛和抗惊厥作用。口服吸收快而完全，0.5 ~ 1 小时达血药峰浓度，有第一关卡效应。经肝脏代谢，其代谢产物为 5- 羟基丁螺环酮和 1-（2- 嘧啶基）哌嗪（即 1-PP），仍有一定生物活性。只有少量以原形自肾脏排出，大部分以代谢物排出。肝、肾功能不良时可影响本品的代谢及清除率。本例中采取递增剂量方式试用本品。③麻黄素：25 ~ 50mg，口服，3 次 / 日。性交前半小时服用，能增强输精管道平滑肌收缩，有促进射精作用，但高血压、冠心病、甲状腺功能亢进症患者禁用。④盐酸米多君：5 ~ 10mg，口服，3 次 / 日。米多君是一种肾上腺素 α- 受体激动剂，其生物利用度高，安全性、耐受性好，国外广泛应用于治疗直立性低血压、晕厥、尿失禁等。早在 20 世纪 80 年代就有学者研究发现，米多君能显著改善射精功能和性器官的感受，并且其在精子转运障碍症诊断和治疗中也有较大的价值。用药过程中要求与患者充分沟通，取得患者的理解和配合，要求随时监测血压情况，当血压 ≥ 160/100mmHg 时立即停止，并及时观察处理。

（4）PVS 诱发射精：PVS 最早于 1965 年应用于临床，适用于存在完整的射精反射弧（T10 水平以上）的射精障碍。通过振动阴茎背神经，刺激位于脊髓胸腰段的射精反射弧，诱导射精。有报道称其有效率高达 80%。有学者发现由不同脊髓平面损伤导致的不射精患者用 PVS 治疗效果并不一样，颈椎损伤患者有效率为 90.9%，胸椎为 67.5%，腰椎为 22.2%。

（5）EEJ 诱发射精：EEJ 适用于任何影响中枢神经和（或）周围神经系统射精机制的射精障碍患者。由 Horne 在 1948 年首次应用于人体治疗不射精症，目前临床上常用的电射精仪是由 Seager 等发明的一种手携式直肠探头电射精仪，其原理是从肛门插入电极，电刺激精囊、前列腺诱发射精。

该患者早期单纯服用药物（米多君 2.5mg），口服，3 次 / 日；多巴丝肼胺 0.25g，口服，2 次 / 日；疏肝益阳胶囊 2g，口服，3 次 / 日。患者手淫取精时可取出部分精液，病情好转，但性交时仍无射精。通过加强性知识、性教育及性行为治疗后，再次加大药物（米多君 5.0mg，口服，3 次 / 日。多巴丝肼胺 0.5g，口服，3 次 / 日）后，患者恢复了正常射精并获得快感等。由此可见多种治疗方法联合治疗的有效率高于单一治疗方法。

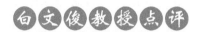

　　该患者原发性功能性不射精症诊断确切，诊断依据充分，治疗过程曲折，但最终在多种方法的联合治疗下获得了满意的疗效。在治疗性功能障碍类疾病中，需重视心理及性行为治疗的重要性。不射精症需与逆行射精及无精症的患者鉴别诊断，这3种疾病的患者在性交时都没有精液排出，容易造成误诊，因此必须予以鉴别诊断。通过询问患者的性交时间，性交过程中有无高潮及射精感，是否梦遗及性交后尿液和精子检查等多可明确诊断。对于器质性不射精症其病因多为腹腔手术损伤神经及后尿道逼尿肌损伤，治疗比较困难，此类患者建议其行人工辅助生殖技术解决生育需求。

参考文献

1.李宏军，黄宇烽实用男科学.2 版.北京：科学出版社，2015：646-648.

2.郭应禄，胡礼泉.男科学.2 版.北京：人民卫生出版社，2004：726-727.

3.白文俊，王晓峰.现代男科学临床聚焦.北京：科学出版社，2017：158，227.

4.白文俊.男性不育症白文俊 2016 观点.北京：科学技术文献出版社，2017：136-140.

5.李宏军.男科诊疗常规.北京：中国医药科技出版社，2016：4-6.

6.孟祥虎，樊龙昌，王涛，等.不射精症的诊治.中华男科学杂志，2010，12（24）：56-58.

030 无精子症伴精液量少一例

病历摘要

患者，男性，33 岁，山西人。主诉：发现精液量少 10 余年，未避孕未孕 6 年余，于 2017 年 2 月 6 日来诊。

患者发现自己有射精（10 多年）以来一直精液量偏少，射精有动作及快感，并无特殊不适。2011 年结婚，婚后性生活正常，但妻子一直未怀孕。3 个多月前就诊于郑州某医院，精液常规检查显示精液量为 0.2ml，精子密度为 0，射精后尿检未见精子。因发现有左侧精索静脉曲张，遂行精索静脉高位结扎术。3 个月来复查精液无改善，为进一步诊治来我院。患者饮食好，睡眠可，精神、体力佳，二便正常。幼年时因"巨结肠"在山西老家某医院做过手术，具体不详。3 个多月前在郑州某医院做过左侧精索静脉高位结扎术。

体格检查：腹部可见脐下正中切口瘢痕，长约 15cm；左侧腹股沟手术瘢痕，长约 4cm。均无特殊不适。男性第二性征如常，外阴发育正常，包皮过长，可翻开，尿道口无狭窄，未见异常分泌物，阴囊外观正常，双侧睾丸等大，体积各约 20ml，质地正常，附睾饱满感，无压痛，未及硬结。双侧精索正常，输精管可及，无增粗及压痛。

实验室及影像学检查：精液分析（北京大学人民医院，2017 年 2 月 7 日）：精液量为 0.3ml，精子密度为 0，离心未见精子。B 超检查（北京大学人民医院，2017 年 2 月 6 日）：右侧附睾体尾部饱满，呈网格样改变；泌尿系及下腹部超声（北京大学人民医院，2017年2月6日）：膀胱形态异常，呈长茄样改变，排空后膀胱仍呈长条形，上端与脐部相连；脐水平下方小肠局部肠腔扩张，局部肠壁较薄，蠕动弱；前列腺结构欠清晰，建议经直肠超声检查；脐水平下方局部肠管扩张，结合患者巨结肠病史，考虑先天发育所致。

特殊检查：肛诊前列腺不大，未及结节。按摩前列腺及两侧输精管壶腹处，自尿道口滴出两滴乳白色"前列腺液"，接于玻片，立即置显微镜下，可见大量活动精子。

初步诊断：无精子症伴精液量少原因待查；射精管区域梗阻。

诊疗计划：予以米多君片2.5mg，3次/日，口服，2周复查。嘱保持1周2次规律性生活，注意观察血压变化，防止高血压发生以便适宜处理。

治疗转归及结果：治疗有效。治疗1周的精液常规（北京大学人民医院，2017年2月13日）：精液量1.5ml，pH7.4，精子浓度43.7×10^6/ml，总活力（PR+NP）1.30%，前向运动力0.43%。

病例分析

射精是指性行为时将精液排出的反射性动作。男性射精的生理过程包括勃起、泌精、射精和性高潮等一系列神经反射过程。正常情况下，射精只要触发，就是一个连续完整的过程。

在性兴奋期，随着阴茎的勃起，精囊腺、前列腺分泌增加，附睾和输精管在自主神经的支配下节律性蠕动，精液分泌并将成熟的精子传送到精囊及前列腺内的后尿道的蓄精池，这一过程称为泌精。此时，尿道外括约肌紧张性收缩促使后尿道内压增高并防止精液流出，产生前列腺尿道压力室效应，从而诱发射精急迫感。继之是射精，精液团由尿道排出。如果该射精管区域存在动力性障碍，则精液不能泌出，可出现精液量少及（或）不射精。

射精的生理过程启动于性交时阴茎头的接触性感觉冲动，通过阴茎背神经传入脊髓射精中枢，导致交感神经紧张性进一步增高，引起尿道外括约肌舒张，而尿道内括约肌仍保持紧张性收缩状态，以防止精液逆流入膀胱。此时，尿道前部平直，精囊和前列腺节律性收缩。同时阴茎海绵体根部横纹肌收缩，从而将尿道内精液射出。若在射精时尿道内括约肌紧张性下降，则易出现逆向射精（逆行射精）。

射出的精液是由精子和精浆组成，一般量为 2 ~ 6ml，其中95% 是精浆。精浆由附睾、输精管、精囊腺、前列腺和尿道球腺分泌的混合体组成，其中以前列腺和精囊腺的分泌物最多。平时，附睾成熟的精子可以有少量输出并存在于输精管及输精管壶腹内。性兴奋后，精液自附睾、输精管转运至输精管壶腹部，由交感神经（T_{10} ~ L_2）支配精道平滑肌收缩，使精液运动，副交感神经（S_2 ~ S_4）支配腺体分泌（精囊腺、前列腺等），双氢睾酮（DHT）对精道结构与功能起维护作用。射出的精液，前、中、后段的组分亦各有不同。精液射出时，首先排出的主要是尿道腺和尿道球腺分泌物（约占精液总量的 3%），清亮而黏稠，呈非凝固状态，精子数量很少；其次排出的是以输精管壶腹内液、前列腺液（约占精液总量的 20%）及附睾液为主，排出后先凝固后液化，其内含精子数最多；最后射出的主要是精囊腺及输精管壶腹分泌液（约占精液总量的 70%），排出后速凝液化，含有的精子数最少，受精质量亦低，精子及圆形细胞等有形成分占比约 7%。平时在输精管壶腹内可以储存相当数量的精子，如果射精管没有梗阻，按

笔记

摩此处可以排出大量精子。

根据以上机制，该例患者病情分析如下：

患者自述一直精液量少，来院初次化验只有 0.3ml，并且无精子，B超检查显示有肠管扩张，膀胱呈茄形，排尿后仍呈长条形，附睾饱满并呈网格状改变，经直肠按摩输精管壶腹处可滴出 2 滴含有大量精子的液体。这些提示：患者生精功能可；附睾饱满并呈网格状改变而射精量少提示有精道梗阻可能；经按摩输精管壶腹部可排出精子，则可排除机械性梗阻而考虑为射精障碍。其巨结肠病史、B超所见膀胱呈茄形和肠道扩张提示尚可能存在交感神经系统功能障碍而出现泌精障碍及精液量少。经口服交感神经肾上腺素 α-受体激动剂米多君片治疗 2 周后，复查精液见总量达 1.5ml，并出现多量精子，收效甚好。从治疗效果反过来分析病因，则可以考虑精液量少及精液里无精子原因为：射精管区域动力性梗阻（泌精障碍）。

一般情况下，精液量少及无精液的原因：①精液产生障碍：见于性腺功能减退（去势水平）或精囊腺、前列腺发育不良或纤维化而出现分泌障碍。②泌精障碍：见于交感神经损害或精囊腺、前列腺及其他病变导致的收缩障碍；精道动力性梗阻，如射精管区域动力性梗阻。③逆向射精：见于膀胱颈关闭不严（手术后、交感神经病变等）或前尿道阻力增大（尿道狭窄等）。

射精管区域梗阻可以有机械性或动力性梗阻，前者包括射精管的闭锁或狭窄，多见于射精管囊肿、射精管炎性梗阻、射精管先天性闭锁引起；后者则与自主神经支配不健全相关，可做肌电图检查辅助诊断，具体表现就是泌精障碍。精子和精囊液等精液成分要进入尿道排出，其最后的出路就是射精管，射精管收缩无能，相当于有了"关卡"，精囊液和精子就不能排出或排出减少，因而射精时只有独立开口于尿道的前列腺管排出少量液体，可能还含有尿道腺体的分泌液，这些总量一般不会多于 1ml，并且可以不含精子，这样射出的"精液量"自然少。

米多君片经口服后在体内形成活性代谢物——脱甘氨酸米多君，后者为 α1 肾上腺素受体激动剂，可通过兴奋动脉和静脉 α-肾上腺素受体而使血管收缩，进而升高血压，临床上用来治疗体位性低血压。米多君片能增强交感效应，降低副交感效应，增加膀胱颈部张力及射精相关的肌肉张力，故还可以治疗逆向射精及女性压力性尿失禁。本例射精后尿检未见精子，首先可排除逆向射精；口服米多君片则起到辅助增强其射精力量的作用，泌精得到改善，增加了精液量，成功治疗了其精液量少及无精子症。由此推测其泌精障碍的机制可能是射精管区域交感神经递质的缺乏，而不是神经传导障碍。随着泌精障碍的改善和规律性生活，其附睾饱满淤积的情况也将随之缓解。

另外，患者幼时患过巨结肠病并行手术治疗过，这是一个值得引起重视的病史。先天性巨结肠又叫先天性神经节缺如病，由丹麦哥本哈根路易斯女王儿童医院医师 Harald Hirschsprung 在 1887 年首先描述，因而又叫作 Hirschsprung 病（Hirschsprung's disease，HSCR），是小儿常见的先天性消化道畸形之一，发病率为 1/5000 ～ 1/2000 个活产婴儿，其特点是肠道肌间神经丛不同程度缺失而引起大肠运动紊乱，其发生的主要原因是胚胎期肠神经系统发育过程中副交感（迷走）神经嵴细胞（ENCCs）向消化道远端迁移和增殖障碍，导致消化道远端副交感（迷走）神经节细胞缺如，受累肠段（肠道末端的结肠、直肠最可能受累）由于抑制性中间神经元缺乏，受到交感神经刺激后引起全部受累肠段持续痉挛性收缩，食物残渣不能通过，上段正常肠管因为粪便潴留而扩张，形成一个狭窄与扩张的交界区。狭窄段肠管持续性痉挛，近端肠管代偿性肥厚、扩张，出现便秘、腹胀及肠梗阻等症状。患者一般幼小时即需要手术治疗。目前已知，遗传易感性和胚胎期肠道微环境紊乱是 HSCR 发生的两大主要原因。深入的病因研究，尤其是遗传学和神经生物学方面的研究仍在进行中。HSCR 是否会并发或继发泌尿生殖系统的损害，目前未见明确的报道，但结合该患者病情，不能完全排除其先天性神经系统发育欠缺的可能性，值得进一步关注和研究。

本例的鉴别诊断

（1）逆向射精：指男性性欲正常、阴茎勃起正常，能进行性交，有射精动作和高潮感受，却无精液从尿道口排出，性交后尿液沉渣化验可见大量精子。逆向射精常与神经源性病变、药物性、膀胱颈功能不全、尿道解剖异常等因素相关。用肾上腺素 α- 受体激动剂治疗可有效。本病例诸多符合之处，包括用米多君治疗有效，但是治疗前查射精后尿液未见精子，可以排除之。

（2）不射精：不射精是指阴茎能正常勃起和性交，但是达不到性高潮和获得性快感，不能射出精液，或是在其他情况下可射出精液，而在阴道内不射精。本病例有射精动作及感觉，并有少量液体流出，经米多君治疗有效，可以排除。

故，最终诊断：①原发不育；②泌精障碍：射精管区域动力性梗阻。

梳理归纳诊治思路

对于精液量少的患者，一般要鉴别诊断不射精症、生精障碍、逆向射精、射精管区域机械性梗阻及动力性梗阻（泌精障碍）。首先在问病史时要详询其性生活情况、手淫史及射精情况，确定其有无射精动作及感觉，以排除不射精症。详细的体检并结合性激素水平检查基本可以了解是否有睾酮缺乏、生精障碍。查精液常规及射精后尿检，可以鉴别出是否逆向射精。精囊、前列腺、睾丸、附睾超声可以了解是否存在附睾淤积、精囊发育情况及充盈情况，以提供射精管梗阻的依据。如有神经源性因素存在的可能，可以做尿流动力学及肌电图检查，以佐证射精管区域动力性梗阻（泌精障碍）的可能。本病例做了前列腺及输精管壶腹处的按摩，挤出了大量的活动精子，则排除了生精障碍；而其有巨结肠病史及 B 超所见膀胱呈茄形和肠道扩张，提示可能存在交感 - 副交感神经系统功能障碍及泌精障碍，结合口服肾上腺素 - α1 受体激动剂米多君片治疗有效，进一步支持射精管区域动力性梗阻（泌精障碍）之诊断。

随访至 2017 年 10 月有半年余，一直口服米多君 2.5mg，3 次 / 日，规律性生活，2 次 / 周，感觉精液量可，无明显高血压等不适，但妻子未能自然妊娠，在当地复查精液质量可。根据患者着急要孩子之要求，已建议行辅助生殖。

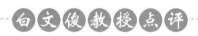

白文俊教授点评

    对于精液量少、精液里查无精子的患者，要注意排除逆向射精，继之检查精路是否畅通，必要时做精浆生化、精液脱落细胞学检查辅助判断。除逆向射精及机械性梗阻外，尚需注意动力性因素所致的泌精障碍。米多君片可激动肾上腺素 α 受体，增强射精动力，针对泌精障碍治疗时可以选择。使用过程中要注意血压变化。成功妊娠（或辅助生殖）后可以根据患者意愿考虑停药。本病例治疗效果良好，反证支持"泌精障碍——射精管区域动力性梗阻"之诊断。

参考文献

1. 白文俊，王晓峰. 现代男科学临床聚焦. 北京：科学出版社，2017：155-162.

2. 杨远帆. 先天性巨结肠概念和发病机理. 中国实用儿科杂志，2012，27（12）：896-897.

3. 谢华，唐维兵. 先天性巨结肠的表观遗传学研究进展. 中华小儿外科杂志，2017，38（3）：229-233.

男性不育及其相关疾病

031 原发性睾丸生精功能障碍一例

病历摘要

患者，男性，36岁，河北唐山人。主诉：结婚8年妻子一直未孕。在河北唐山多家医院检查精液为"重度少精症、死精症"（未见具体报告单）。在当地行2次卵胞浆内单精子注射技术（ICSI），均因胚胎移植后不成活而失败。之后经中医调理治疗一年多无效。又在北京某三甲医院生殖中心准备再次行ICSI。检查精液常规2次，1次"无精"，1次"精液离心偶见精子"。染色体核型：46，

XY；AZF 未见微缺失，故暂停试管婴儿。2006 年行右侧疝修补术。否认流行性腮腺炎、外伤和其他感染史。个体，吸烟饮酒多。体格检查：一般情况可，阴茎发育正常。右侧睾丸约 4ml，质地偏软。左侧睾丸大小约 10ml，质地中等。双侧精索静脉曲张明显，左侧重度。辅助检查：①精液分析：禁欲 7 天，pH 7.5。手工镜检：偶见不活动精子。②精子形态与精液脱落细胞学分析：离心涂片镜检共检出 26 个畸形精子。未见明显的生精细胞脱落。③性激素五项：雌二醇（E_2）34pg/ml（参考值：20 ~ 75pg/ml），催乳素（PRL）8.14ng/ml（参考值：2.64 ~ 18.50ng/ml），睾酮（T）2.97ng/ml（参考值：1.75 ~ 7.81ng/ml），促黄体生成素（LH）8.44mIU/ml（参考值：1.24 ~ 8.62mIU/ml），促卵泡生成素（FSH）29.61mIU/ml↑（参考值：2.97 ~ 6.82mIU/ml）。④生殖系统彩超：前列腺 39mm × 29mm × 22mm，回声欠均，包膜完整。双侧精囊大小约 32mm × 10mm（右侧），32mm × 10mm（左侧）。左侧睾丸大小均约 10ml，回声均匀，未见异常回声。右侧睾丸大小约 4ml，回声欠均。双侧附睾头均厚约 9.1mm。站立位检测双侧精索、附睾头上下方可见多个管状声像，左侧较宽处约 4.2mm，右侧 2.7mm，Valsalva 实验阳性。⑤甲状腺激素三项：均在正常值范围内。

治疗计划：积极沟通，拟行精索静脉曲张手术治疗后，药物综合治疗，争取出现更健康和更多数量的精子行试管婴儿，提高试管婴儿的成功率。患者同意治疗计划和目的。

治疗过程：于 2014 年 12 月 31 日在北京天伦医院行显微外科精索静脉曲张结扎术，术后恢复良好。经他莫昔芬 20mg，po，qd。配合中药联合治疗 4 个月，停药 2 周后复查。2015 年 5 月 5 日精液常规分析：禁欲 5 天，2.5ml，不液化，手工偶见不活动精子。细胞学分析：离心共检出 40 个畸形精子。性激素五项：E_2 29pg/ml，PRL 8.93ng/ml，

T 3.48ng/ml，LH 10.97mIU/ml↑，FSH 24.31mIU/ml↑。

综上所述，治疗效果不太理想，拟改变治疗方案：枸橼酸氯米芬片 25mg，po，qod。配合注射用绒毛膜促性腺激素（HCG）2000U+注射用尿促性素（HMG）75U，ih，每周 2 次。

2 个月后再复查，观察治疗效果。2015 年 7 月 1 日复查精液常规：禁欲 4 天，手工偶见活动精子。细胞学分析：离心涂片镜检共检出 72 个畸形精子。精原细胞 1%；初级精母细胞 2%；精子细胞 10%；吞噬细胞 66%。性激素五项（参考值范围及单位见上）：E_2 32pg/ml，PRL 14.07ng/ml，T 2.94ng/ml，LH 5.98mIU/ml，FSH 11.86mIU/ml↑。比较之前结果，已经出现活动精子，数量也有增加，建议继续观察治疗 2 个月后再复查，让妻子做相关检查，择期行试管婴儿。

2016 年 9 月 15 日在未停药的情况下禁欲 5 天复查精液常规：手工偶见活动精子。精液脱落细胞学分析：离心共检出 156 个畸形精子。其中正常精子 2%，头部缺陷 90%。间质细胞：4%；初级精母细胞 2%，精子细胞 10%，中性粒细胞 50%，吞噬细胞 26%，上皮细胞 8%。性激素五项（参考值范围及单位见上）：E_2 55pg/ml，PRL 8.78ng/ml，T 2.62ng/ml，LH 1.65mIU/ml，FSH 6.23mIU/ml。前后对比，治疗效果明显，建议继续用药维持治疗，且让妻子尽快行相关检查。拟继续原方案用药治疗 2 个月后再次复查。

2016 年 11 月 26 日在未停药的情况下禁欲 5 天复查精液常规：拒查。精液脱落细胞学分析：离心共检出 160 个畸形精子。其中正常精子 2%，头部正常 10%。间质细胞：0；初级精母细胞 2%，精子细胞 15%，中性粒细胞 30%，吞噬细胞 26%，上皮细胞 8%。性激素五项（参考值范围及单位见上）：E_2 75pg/ml，PRL 15.59ng/ml，T 5.78ng/ml，LH 6.82mIU/ml，FSH 13.90mIU/ml，建议继续用药维持到妻子试管婴儿成功。由于时值春节来临，患者要求暂停打针，仅靠口服氯米芬维持。妻子因为子宫内膜炎的断续治疗，这期间患者失访，6 个月后再次连续 3 次取精时发现精液中时有时无精子，建议行睾丸显微取精。2017 年 8 月 26 日回访，显微取精获得 26 条正常精子，ICSI 成功，现在受孕 15 周，一切正常。

病例分析

　　睾丸生精功能障碍是指因为种种原因导致睾丸内生精上皮（或生精组织）生精能力下降，生精细胞部分或者全部不能发育成正常的精子，精液中精子数量下降甚至没有精子，导致不能正常孕育。睾丸生精功能障碍的患者多数无症状，多在婚后未孕育时医学检查发现。造成生精功能障碍的原因多种多样，治疗观点不完全统一，治疗手段不尽相同，治疗效果个体差异性很大。一部分患者通过治疗后可以自然怀孕，一部分患者则需要借助辅助生殖获得后代，也有一些患者甚至始终无法获得亲缘后代，给患者及其家庭造成严重影响。

睾丸生精功能正常发挥作用的条件

　　（1）睾丸胚胎期分化及早期发育正常（性质问题）。

　　（2）睾丸下降正常（位置问题）。

　　（3）睾丸青春期发育正常（成熟问题）。

　　（4）HPT 轴及生长因子旁分泌功能正常（调控问题）。

　　（5）身体状况良好（内环境问题）。

　　（6）外源性有害因素有限（外环境问题）。

　　（7）其他（未知问题，表观遗传调控修饰）。

睾丸生精障碍的表现

（1）临床表现：生育困难。

（2）体检发现：睾丸小、软或正常。

（3）精液常规：严重少、弱、畸形精子，无精子。

（4）HPT激素：低促、高促、正常。

（5）睾丸病理：生精能力低下，生精阻滞，唯支持细胞综合征，睾丸终末期改变（精曲小管纤维化）。

（6）生精病理生理：生精低下，生精阻滞。

（7）性激素水平：性激素水平与睾丸功能的关系（表10）。

表 10　血清性激素水平与睾丸功能的关系

睾丸功能状态	T	FSH	LH	PRL
正常	正常	正常	正常	正常
生精阻滞/精道梗阻	正常	正常	正常	正常
原发性性腺功能减退	相对低	升高	正常/高	正常
继发性性腺功能减退	绝对低	低	低	正常
	相对低	正常	正常	正常
高催乳素血症	低	低	低	高
外源性睾酮/间质细胞瘤	高	正常/低	低	正常
服 C.C 或雄激素抵抗	高/正常	高/正常	高/正常	正常

睾丸生精障碍的病因

（1）先天性：无睾症、睾丸发育不良综合征/隐睾、遗传学异常、生精细胞发育不良、生精阻滞。

（2）获得性：创伤、睾丸扭转、腮睾、外源性因素、系统性疾病（肝硬化、肾衰竭）、精索静脉曲张、睾丸肿瘤、手术。

（3）特发性：未知的病因、病理和机制。

药物治疗

在此讨论的药物治疗内容主要是针对临床上已经排除了具有明显

181

影响作用的基因因素的案例。为了方便，在此把睾丸生精障碍的类型按照性激素检测的结果分为：低促、正常促、高促三类来展来分析。

1. 低促

即性激素中 LH、FSH、T 均低于参考值或者临近下限值，分为反馈机制正常和异常的低促。

（1）反馈机制正常方案：方案 1，注射用 HCG 2000 ~ 3000U+HMG 75 ~ 150U，ih/im，每周 2 次（首选）。方案 2，氯米芬 25 ~ 50mg，po，qd。或他莫昔芬 20mg，po，qd（次选）。治疗效果：方案 1 疗效确切，方案 2 次之。治疗时间在 3 个月以上。停药时机：精液正常后不能长时间停药，定期复查精液，视情况决定何时再用药。

（2）反馈机制异常方案：HCG 2000 ~ 3000U+HMG 75 ~ 150U，ih/im，每周 2 次。治疗疗效确切。治疗时间为 6 个月至数年。停药时机：不能停药，用至妻子怀孕为止。

2. 正常促

即性激素中 LH、FSH、T 均位于参考值中线范围。

方案一：HCG 2000 ~ 3000U+HMG 75 ~ 150U，ih/im，每周 2 次。

方案二：氯米芬 10 ~ 50mg，po，qd ~ q2d，或他莫昔芬 20mg，po，qd。

方案三：来曲唑 2.5mg，po，qd。治疗目的：提高 T/E 或 T/LH 比例，提高精子数量、质量和受精能力。治疗优缺点：方案 1：患者操作不便，药物保存要求高。方案 2：患者依从性好，但是剂量不好掌握，需要每 15 ~ 30 天定期复查，以免出现长时间的过渡刺激。方案 3：适合于 E_2 和 T 低的患者。注意：用药期间容易出现性欲低下，因此部分患者不愿接受这个方案。治疗时间为 3 个月 1 疗程。临床疗效：多数患者效果满意。

3.高促

即性激素中LH、FSH均高于参考值或者临近上限值，而T仍位于低水平。其临床特点：①临床以无精居多，少数患者表现为中、重度少精；②多数患者高促原因不清楚，机制不明确，个体差异很大；③缺少特效的治疗方案，多是经验性、实验性治疗；④治疗时间长、花费大、效果不理想，与患者的高期望值相差较远。⑤对于高促的药物治疗价值，临床观点不一，褒贬不一，有争议。⑥高促患者疗效评估办法以精液常规＋精液脱落细胞学分析为主，睾丸穿刺次选原因见表11。

表 11 精液脱落细胞学与睾丸活检的区别

项目	精液脱落细胞学	睾丸活检
标本	精液	睾丸组织
获取标本方法	手淫	手术
对患者的损伤	无创伤	有创伤
报告时效性	动态	静态
检测频率	间隔3～7天即可	间隔6个月
出报告时间	2～4小时	7天以上
患者经济负担	少	多
可重复性	可	偶尔
患者依从性	好	差
禁忌或慎用条件	确定梗阻无精者、不射精、逆行射精	睾丸小于5ml、凝血障碍
患者留院时间	2～4小时	3天
报告提示内容	全面 间质细胞、支持细胞、细胞骨架 各级生精细胞 中性粒细胞、吞噬细胞 淋巴细胞 上皮细胞 部分特殊染色细胞/小体	局部 间质细胞、支持细胞 各级生精细胞 基膜情况 生精小管形态、性质

笔记

续表

项目	精液脱落细胞学	睾丸活检
临床评估	1. 可动态分析睾丸功能 2. 对整个睾丸内组织的全面评估 3. 对睾丸功能有量和质的评估	1. 仅能静态分析睾丸功能 2. 仅对所获的局部组织进行评估，不能代表整个睾丸状态 3. 仅仅对睾丸目前状态质的评估，很难精确量的评估

（1）对于"高促"性睾丸生精障碍患者的尝试治疗方案临床常有以下几种。

方案一："双打"，HCG 2000 ~ 3000U+HMG 75 ~ 150U，ih/im，每周 2 次。

方案二：氯米芬 25 ~ 50mg 或他莫昔芬 20mg，po，qd。

方案三：来曲唑 2.5mg，po，qd。

方案四："双打"（药物见上）+他莫昔芬 20mg，po，qd，或氯米芬片 25mg，po，qd。

方案五："双打"（药物见上）+来曲唑 2.5mg，po，qd。

方案六：睾酮抑制反跳疗法。

（2）"高促"的尝试治疗方案分述。

方案一："双打"HCG 2000 ~ 3000U+HMG 75 ~ 150U，ih/im，每周 2 次。作用机制：推测是通过外源的促激素，让下丘脑、垂体得到暂时的缓冲 / 休息，靶点为间质细胞和支持细胞。至于为什么导致了 LH/FSH 降低，目前没讨论清楚。部分生殖中心在取精前几乎常规使用。属于经验用药，疗效不肯定。适用对象：睾丸 5 ~ 8ml 或者更高的高促患者。方案缺点：使用不太方便，药物保存条件高，容易出现人为的低促现象。不被普遍认可，需要充分的医患沟通。治疗时间：最好经历 3 个月及以上的治疗时间再行疗效评估，结合"精液脱落细胞学"检测来评估，更方便、客观、易行。

方案二：氯米芬 10 ~ 50mg，po，qd ~ q3d；或他莫昔芬 20mg，po，qd。作用机制：通过负反馈刺激产生 T，提升 T 水平。适用对象：促激素水平没有超过限值高限 2 倍，T 底限值。治疗优点：服用方便，T 水平改善明显。氯米芬见效快，他莫昔芬作用温和，起效稍慢，T 水平的改善稍次。治疗缺点：长期服用或者剂量调剂不到位，容易导致支持 / 间质细胞过度刺激，最后彻底衰竭无精。治疗时间：不低于 3 个月，个人建议最好不超过 6 个月，效果不佳时应及时调整剂量或者更改方案。

方案三：来曲唑片 2.5mg，po，qd。作用机制：抑制 T 转化为 E_2，从而提高血清 T。适用对象：T/E 比值低为首选对象。治疗优点：服用方便，T 水平改善尚可。治疗缺点：容易出现性欲降低，且也会出现促激素水平明显升高，呈现"过度刺激"现象。一般停药后即慢慢恢复或者联合使用他达拉非 5mg，po，qd 可增加患者的自信，减少"误会"。治疗时间：不少于 3 个月，个人建议最好不超过 6 个月，效果不佳时应及时调整剂量或者更改方案。

方案四："双打"+他莫昔芬或氯米芬。治疗目的：降调 + 刺激生精相结合，双管齐下，避免因单纯地使用"双打"而出现的人为低促现象。适用对象：睾丸 > 5ml 以上的高促患者。方案缺点：使用不太方便；药物保存条件高，不被"官方"普遍认可，需要充分的医患沟通。治疗时间：最好经历 ≥ 3 个月的治疗后再行疗效评价，最好是结合"精液脱落细胞学"检测来评估，方便、客观。治疗效果：较单纯"双打"效果稍好。

方案五："双打"+来曲唑片。推测治疗原理和目的基本同方案四，联合使用可降低因单用来曲唑导致性欲低下的不良反应。

方案六：睾酮抑制反跳疗法：十一酸睾酮注射液 0.25g，im，每月 1 次，连续 3 个月或者更长时间。特别提醒的是该法仅作为万不得已的尝试治疗！治疗前已经有少许精子的患者，最好不要尝试。

作用机制：通过负反馈机制让间质细胞和支持细胞暂时休息，治疗靶点是 T。但是用几个月会有效，目前没有统一规定，不好掌握。

治疗缺点：治疗风险大，极有可能造成永久性无精。需要医患良好沟通，慎用！治疗心得：曾用于克氏综合征患者，偶尔一过性出现了少许精子。

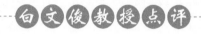

　　该患者睾丸生精功能诊断确切，诊断依据充分，治疗过程曲折，但最终经睾丸显微取精获得了满意的精子，经过 ICSI 途径实现生育要求。

1. 本例特点

"高促"性睾丸生精功能障碍性少精症具有"高促"的如下特征：

（1）临床以无精居多，少数患者中、重度少精。

（2）多数患者高促原因不清楚，机制不明确，个体差异很大。

（3）缺少特效的治疗方案，多是经验性、尝试性、实验性治疗。

（4）治疗时间长、花费大、效果不理想，与患者的高期望值相差甚远。

（5）对于"高促"的药物治疗价值，临床观点不一，褒贬不一，有争议。与患者充分沟通，充分尊重患者的知情同意权。

（6）疗效评估办法以精液常规＋精液脱落细胞学分析为主，睾丸穿刺次选。

笔记

2.药物治疗方案

HCG 2000～3000U+HMG 75～150U ih/im，每周2次加他莫昔芬20mg，po，qd；或枸橼酸氯米芬片25～50mg，po，qd/qod。

（1）治疗目的：降调＋刺激生精相结合，双管齐下，避免因单纯地使用"双打"而出现的人为低促现象。

（2）适用对象：睾丸大于5ml以上的高促患者。

（3）方案缺点：使用不太方便；药物保存条件高，不被普遍认可，需要充分的医患沟通。

（4）治疗时间：最好经历至少3个月及以上的治疗后再行疗效评价，最好是结合"精液脱落细胞学"检测来评估，方便、客观。

（5）治疗效果：较单纯"双打"效果稍好。

参考文献

1.Eberhard Nieschlag，Hermann M.Behre，Susan Nieschlag，著.李宏军，李汉忠，主译.男科学－男性生殖健康与功能障碍.3版.北京：北京大学医学出版社，2013：12，27，33.

2.李宏军，黄宇烽.实用男科学2版.北京：科学出版社，2015：443.

3.曹兴午，徐晨，李宏军，等.精液脱落细胞学与睾丸组织病理学.2版.北京：北京大学医学出版社，2017：29，44，73，171.

4.白文俊，王晓峰.现代男科学临床聚焦.北京：科学出版社，2017：227-254.

5.Christopher J.De Jong，Christopher L.R.Barratt，著.李铮，陈苏红，何祖平，主译.精子细胞－生成 成熟 受精 再生.上海：上海科学技术文献出版社，2014：38，204-220.

032 Y染色体微缺失一例

病历摘要

患者，男性，28岁，河北秦皇岛人，工人。主诉：结婚3年妻子一直未孕。在外院连续检查多次均提示：无精症，未行治疗。性功能正常，性生活3～4次/周，无勃起障碍和射精障碍。既往体健，不嗜烟酒。家族中无不育不孕患者。查体：男性表型，阴茎发育正常，睾丸均约8ml，质地中等，未见明显的精索静脉曲张。妻子27岁，属再婚，月经规律，与前夫生育1个男孩，4岁，体健。

辅助检查

（1）精液常规分析：禁欲7天，3.5ml，pH 7.5，30分钟液化。离心镜检：未见精子。

（2）精子形态学与生精细胞学分析：离心涂片未见精子。支持细胞：10%；初级精母细胞2%；中性粒细胞16%；吞噬细胞70%；上皮细胞2%。

（3）性激素五项：雌二醇（E_2）12pg/ml↓（参考值：20～75pg/ml），催乳素（PRL）15.36ng/ml（参考值：2.64～18.50ng/ml），睾酮（T）4.09ng/ml（参考值：1.75～7.81ng/ml），促黄体生成素（LH）8.17mIU/ml（参考值：1.24～8.62mIU/ml），促卵泡生成素（FSH）24.79mIU/ml↑（参考值：2.97～6.82mIU/ml）。

（4）甲功五项：T4 7.48μg/dl（参考值：5.1～14.1μg/dl），FT4 1.36ng/dl（参考值：0.93～1.7ng/dl），TSH 5.55μIU/ml↑（参考值：0.27～4.2μIU/ml），TPO-Ab 4.89IU/ml（参考值：0～34IU/ml），

Tg-Ab 22.27IU/ml（参考值：0 ~ 115 IU/ml）。

（5）抑制素 B 72.02pg/ml（参考值：25 ~ 325pg/ml）。

（6）染色体核型: 46, XY[20]。20个中期分裂象，均可见 Y < 21 号染色体。

（7）Y 染色体微缺失检测（PCR 法）：AZFa 未缺失；AZFb 6 个位点全部缺失；AZFc 5 个位点全部缺失；AZFb/c sY145 缺失；SRY（+）。

（8）生殖系统彩超：前列腺 4.3cm × 3.1cm × 2.1cm，回声欠均，包膜完整。双侧精囊大小约 29mm × 10mm（右侧），29mm × 8mm（左侧）。左侧睾丸大小约 8.9ml，回声欠均匀，未见异常回声。右侧睾丸大小约 7.4ml，回声欠均，未见异常回声。双侧附睾头均厚约 6mm。站立位检测双侧精索、附睾头上下方可见多个管状声像，左侧较宽处约 2.2mm，右侧 2.0mm，Valsalva 实验阳性。

（9）精浆生化：精浆锌 7.72mmol/L（参考值：≥ 2.5mmol/L），精浆果糖 9.55mmol/L（参考值：>8.33mmol/L），精浆柠檬酸 43.6mmol/L（参考值：>15.6mmol/L），精浆中性 α - 糖苷酶定量 30.9mU（参考值：≥ 20mU），精浆弹性硬蛋白酶定量 178ng/ml（参考值：< 600ng/ml）。

治疗计划：建议患者行供精人工授精（AID）或者领养。

病例分析

该患者无精的原因主要是因为 Y 染色体 AZF 片段缺失导致。Y 染色体是男性所特有的，对于男性不育有重要的意义。预测 Y 染色体上共有 7117 个基因；已克隆出的基因有 200 多个；迄今真正被确定的只有 50 多个。

临床上 Y 染色体微缺失的检出率：无精子症：8% ~ 12%；少精子症：3% ~ 7%；精子浓度 > 5M/ml 者极少：约 0.7%。

（1）AZF 缺失机制：Y 染色体具有大量重复基因序列及回文结构，这些结构在维持 Y 染色体进化稳定性的同时也使回文结构内部基因易于丢失，进而导致不育。缺失率最高的三个影响精子发生的区域被命名为 AZFa、AZFb 和 AZFc，它们之中任何一个出现缺失都有可能导致育性下降或不育。

许多基因并不是单拷贝的；有些 Y 染色体序列在 X 染色体或常染色体上还有同源序列。因此，Y 染色体间、Y 染色体内或 Y 染色体与其他序列之间的同源重组都可导致 Y 染色体微缺失的产生；其中 Y 染色体内的非等位同源重组是 Y 染色体微缺失产生的主要原因。

（2）Y 染色体微缺失的类型主要有以下几个方面：① Y 染色体短臂微缺失，临床表现为无精症、小睾丸，由于睾丸发育不良，生精功能异常，从而导致不育。② Y 染色体长臂微缺失，临床表现为无精症或少精症，部分患者性功能基本正常，有时有早泄。目前发现 12 种缺失类型：AZFa 区缺失：唯支持细胞综合征或生精阻滞；AZFa 区部分缺失；AZFb 区缺失：生精阻滞，主要停留在精母细胞或精子细胞阶段；AZFb 区部分缺失；AZFc 区缺失：无精子症与严重少精子症之间；AZFc 区部分缺失（gr/gr 缺失、b1/b3 缺失、b2/b3 缺失）：不同程度生精障碍，从生精正常到无精子症与生精障碍的相关性尚有争论；AZFb+c 区缺失（P4/distal P1，P5/proximal P1 缺失和 P5/distal P1 缺失）：唯支持细胞综合征或生精阻滞；AZFa+b+c 区缺失：唯支持细胞综合征或生精阻滞。③ Y 染色体微缺失嵌合型，临床表现均为少精症，性功能障碍程度不同，妻子未孕，或者妊娠早期胚胎停止发育而自然流产。④ X 和 Y 染色体微缺失结合型，即 X 染色体长臂和 Y 染色体长臂都有微缺失，临床表现原发不育、小睾丸、无精症，第二性征发育不良；可能两种微缺失有累加遗传效应或协同基因效应而影响睾丸发育不良，造成精子生成障碍。⑤Y染色体微缺失易位型：易位都涉及Y染色体微缺失，临床表现均为精子生成障碍、少精症。⑥Y染色体臂间倒位：由于Y染色体长臂明显变小，也可将其列入Y染色体微缺失，患者为Y染色体臂间倒位携带者，表型正常，临床表现为少精症，其妻妊娠容易因胚胎发育停滞而流产。

（3）Y染色体微缺失的临床意义：在AZF各区（a、b、c）内有许多候选基因，但其在精子生成中的作用不明；由于缺失为区段性，不能明确单个基因的作用，也不明确其均参与了精子生成。临床常见其发生生精障碍的程度/类型：①–AZFa完全缺失：唯支持细胞综合征；②–AZFb缺失：生精阻滞（减数分裂阻滞）；③–AZFc缺失：少精或无精。

（4）Y染色体微缺失的特点：①AZFc缺失者随年龄增大，生精障碍有加重趋势，必要时可冻存精子；②Y微缺失可与克氏综合征伴发；③Y微缺失有遗传倾向，缺失片段可能加大；④Y微缺失者选择辅助生殖时，应做遗传咨询，尊重患者意愿是否选择胚胎性别。

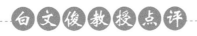

白文俊教授点评

　　本例患者的特点就是AZFb/c段全部缺失和睾丸发育不良形成的不育症（原发性无精症）。符合唯支持细胞综合征或生精阻滞，结合临床精液分析，认为没有临床治疗价值，所以建议AID或者领养。

参考文献

1.Eberhard Nieschlag，Hermann M.Behre，Susan Nieschlag，著.李宏军，李汉忠，主译.男

科学–男性生殖健康与功能障碍.3版.北京：北京大学医学出版社，2013；12，

27，33.

2. 李宏军，黄宇烽 . 实用男科学 2 版 . 北京：科学出版社，2015：443.

3. 曹兴午，徐晨，李宏军，等 . 精液脱落细胞学与睾丸组织病理学 .2 版 . 北京：北京大学医学出版社，2017：29，44，73，171.

4. 白文俊，王晓峰 . 现代男科学临床聚焦 . 北京：科学出版社，2017：227-254.

5. Christopher J.De Jong，Christopher L.R.Barratt，著 . 李铮，陈苏红，何祖平，主译 . 精子细胞 – 生成 成熟 受精 再生 . 上海：上海科学技术文献出版社，2014：38，204-220.

033 复合染色体异常一例

病历摘要

患者，男性，34 岁，山东籍。主诉：结婚 6 年正常性生活妻子一直未孕。4 年前查精液提示：极少精子症。染色体"异常"（报告单丢失，具体不详）。血清睾酮偏低。口服生精胶囊 1 个月后中断治疗。胡须生长缓慢，性欲低下，勃起不坚，晨勃明显减少。既往不嗜烟酒；美容服务业；13 岁患流行性腮腺炎，但未并发睾丸炎；乙肝病毒携带。专科查体：一般情况可，心肺未见异常；阴茎发育正常，睾丸大小约 8ml，质地可。无明显精索静脉曲张。输精管和附睾未及明显异常。妻子 31 岁，体健，月经规律，轻微痛经。

辅助检查

（1）精液常规分析：禁欲 7 天，4.6ml，pH 7.5，30 分钟液化。手工镜检：0 ~ 1 个 /HP 精子。

（2）精子形态学与生精细胞学分析：离心涂片，巴氏染色。总计数 187 个精子缺陷 100%。其中头部缺陷 98%；头部凋亡 90%；支持细胞：5%；精原细胞：5%；初级精母细胞 36%；次级精母细胞 4%；精子细胞 42%；吞噬细胞 8%；上皮细胞 2%。

（3）性激素五项：雌二醇（E_2）27pg/ml（参考值：20 ~ 75pg/ml），催乳素（PRL）5.99ng/ml（参考值：2.64 ~ 18.50ng/ml），睾酮（T）4.42ng/ml（参考值：1.75 ~ 7.81ng/ml），促黄体生成素（LH）3.77mIU/ml（参考值：1.24 ~ 8.62mIU/ml），促卵泡生成素（FSH）6.86mIU/ml ↑（参考值：2.97 ~ 6.82mIU/ml）。

（4）抑制素 B 138.63pg/ml（贝克曼参考值：25 ~ 325pg/ml）。

（5）染色体核型：46，X，t（Y；6）（q21；q12），inv（9）（p13q13）[20]。20 个中期分裂象，均可见 6 号和 Y 染色体长臂发生易位，同时可见 9 号染色体发生臂间倒位。

（6）Y 染色体微缺失检测（PCR 法）：AZFa、AZFb、AZFc 均发现未缺失；AZFb/c 未缺失；SRY（＋）。

（7）生殖系统彩超：前列腺 3.9cm×3.1cm×2.5cm，回声欠均，内可见一囊性暗区，大小约 6mm×5mm×4mm，形态不规则。双侧精囊大小约 26mm×12mm（左侧），24mm×8mm（右侧）。左侧睾丸大小约 7.2ml，回声欠均匀，未见异常回声。右侧睾丸大小约 8.7ml，回声欠均，未见异常回声。右侧附睾头均厚约 9mm，左侧 11mm，回声均匀。站立位检测双侧精索（−）。

（8）精浆生化：精浆锌 9.01mmol/L（参考值：≥ 2.5mmol/L），精浆果糖 15.10mmol/L（参考值：>8.33mmol/L），精浆柠檬酸

48.0mmol/L（参考值：>15.6mmol/L），精浆中性 α- 糖苷酶定量 20.3mU（参考值：≥ 20mU），精浆弹性硬蛋白酶定量 81ng/ml（参考值：< 600ng/ml）。

治疗计划

（1）药物对症处理，提高性功能，改善夫妻生活质量，树立患者信心。

（2）尝试药物生精治疗，争取获得更多的精子，行辅助生殖。必要时行植入前遗传筛选。

治疗过程和转归

治疗过程见表 12。

表 12　治疗过程

项目		时间和结果（2017 年）				
		4 月 23 日	5 月 16 日	5 月 31 日	7 月 1 日	8 月 3 日
性激素	E$_2$（pg/ml）	27	25	35	35	35
	PRL（ng/ml）	5.99	7.27	6.19	6.19	5.04
	T（ng/ml）	4.42	4.64	8.15	9.35	6.49
	LH（MIU/ml）	3.77	4.2	12.79	9.32	6.01
	FSH（MIU/ml）	6.86	7.03	11.76	12.67	9.95
精液脱落细胞学分析	总精子数	187		200	270	400
	正常率	0		0	0	0
	畸形率	100%		100%	100%	100%
	头部畸形率	98%		98%	98%	98%
	头部凋亡率	90		88%	85%	83%
	间质细胞	0		0	8%	2%
	支持细胞	5%		1%	3%	3%
	精原细胞	5%		2%	5%	0
	初级精母细胞	36%		10%	20%	10%
	次级精母细胞	4%		0	5%	2%
	精子细胞	42%		35%	47%	21%

续表

项目		时间和结果（2017年）				
		4月23日	5月16日	5月31日	7月1日	8月3日
精液常规	精液量（ml）	4		4	3.25	4
	密度	0		0	0	2600万/L
	活率	0		0	0	11%
	其他	手工偶见 0～1/HP		手工偶见 0～1/HP	手工偶见 0～2/HP	死精率 43%
治疗方案	西药	希爱力＋抗氧化	氯米芬＋抗氧化＋希爱力	氯米芬＋抗氧化＋希爱力	氯米芬＋抗氧化＋希爱力	氯米芬＋抗氧化＋希爱力
	中药	中草药	中草药	中草药	中草药	中草药
	辅助生殖					IVF-ET+PGS

病例分析

1. 9号染色体臂间倒位

人类的 9 号染色体是 23 对染色体中的一对，含有大约 1.45×10^9 个碱基对，占细胞内所有 DNA 的 4%～4.5%。其中约有 800～1200 个基因，依预测方式而有所不同。9 号染色体中有 95 个基因与疾病有关。

（1）9 号染色体臂间倒位发生率最高，国内报道发生率为 1.0%。

（2）目前大多数学者认为 9 号染色体臂间倒位仅仅是一种染色体多态现象，对生育和个体表型没有明确影响。但也有人认为：9 号染色体只有发生在次缢痕区的倒位才是一种多态性，如倒位区带超出了次缢痕区，在减数分裂过程中经过配对交换，理论上将形成 4 种配子，其中 1 种为正常染色体，另一种为表型正常的倒位染色体携带者，其余 2 种则为带有部分重复或缺失的染色体，即不平衡配子。其遗传效应的大小主要取决于重复和缺失片段的长短及所含基因的致死效应。通常倒位片越短，则重复和缺失的部分越长，配子和合子正常发育的可能性越小，表现为婚后不育、经期延长、早期流产、死胎及死产的比例越高，而娩出畸形儿的可能性越小；若倒位片越长，则重复和缺失的部分越短，其配子和合子正常发育的可能性越大，而娩出先天畸形胎儿的风险率越大。重复和缺失片段的大小及其所含基因致死的作用，可导致半数配子形成障碍，或形成半数畸形、无功能的配子，从而导致婚后多年不孕。这也提示了9号染色体倒位是一类发生较普遍的病态性倒位，是否发生流产或畸形儿有个体差异性，与倒位片段大小、环境因素刺激、精子减数分裂过程中发生的重组、交换等不确定因素有关。

（3）从基因图谱上看，9号染色体 pter-q12 片段上为松弛素基因（RLX）所在，近年来研究表明，RLX 不仅与妊娠有关，而且在生育调节中起着重要作用。RLX 不仅影响女性卵泡发育的成熟过程，也影响着男性的精子运动和穿卵能力，若9号染色体发生臂间倒位，尤其是发生在 q12 远端时，由于位置效应的作用，使 RLX 的作用减弱而使生育发生障碍，这可能是导致不育的原因之一。

2. 常染色体和性染色体易位

（1）常染色体和性染色体上存在调控精子发生的基因。易位可能会破坏易位区段基因结构的完整性，导致调节精子生成的基因不能正常发挥作用，而出现生精障碍。

（2）染色体易位携带者减数分裂模式分为五种模式，分别为：对位分离、邻位Ⅰ分离、邻位Ⅱ分离、3∶1分离、4∶0分离。

（3）不同染色体易位后产生不平衡配子的比例。其中罗氏易位产生3%～27%不平衡精子，相互易位产生约50%不平衡精子。比率取决于易位涉及的染色体、断裂点、片段大小等因素。其中磷脂酰丝氨酸是一种细胞凋亡的标志物，易位患者其 DNA 含量升高，精子细胞凋亡增多。染色体易位可能会破坏易位区基因结构的完整性，使调节精子生成的基因不能正常发挥作用，导致生精障碍。

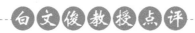

白文俊教授点评

　　本例患者特点：原发不育症；极少精子症；睾丸发育不良（均约 8ml），Y 染色体未见微缺失，但是存在染色体核型异常：46，X，t（Y；6）（q21；q12），inv（9）（p13q13），即 6号和 Y 染色体长臂发生易位，同时可见 9 号染色体发生臂间倒位复杂情况。虽表型正常，但睾丸发育不良，且因为染色体易位和 9 号染色体臂间倒位，精子在初级精母细胞阶段中，经过减数分裂检测点时异常的染色体精母细胞被阻止，诱导生精细胞凋亡，造成少精。即使成功冲过"减数分裂检测点"的精子，也会有异常精子侥幸过关的，这就会在所采集的精子中出现染色体异常精子，就有可能增加其妻妊娠后因胚胎发育停滞而流产的机会。要想恢复患者自然生育能力很难，只能建议其行辅助生殖，必要时行植入前遗传筛选。

参考文献

1.Eberhard Nieschlag, Hermann M.Behre, Susan Nieschlag, 著. 李宏军, 李汉忠, 主译. 男科学 – 男性生殖健康与功能障碍 .3 版 . 北京：北京大学医学出版社，2013：12，27，33.

2. 李宏军, 黄宇烽 . 实用男科学 2 版 . 北京：科学出版社，2015：443.

3. 曹兴午, 徐晨, 李宏军, 等 . 精液脱落细胞学与睾丸组织病理学 .2 版 . 北京：北京大学医学出版社，2017：29，44，73，171.

4. 白文俊，王晓峰. 现代男科学临床聚焦. 北京：科学出版社，2017：227-254.

5. Christopher J.De Jong，Christopher L.R.Barratt，著. 李铮，陈苏红，何祖平，主译. 精子细胞-生成 成熟 受精 再生. 上海：上海科学技术文献出版社，2014：38，204-220.

034. 畸形精子症一例

病历摘要

患者，男性，32 岁，河北承德人。主诉：同居未避孕 13 年妻子一直未孕。2 年前在北京大学第三医院、河北承德市妇幼保健院多次检查为重度少精子症，完全死精子症，畸形精子症。经过口服麒麟丸等药物治疗 6 个月无效。2 年前性生活每周 3~4 次，近两年性欲低下，2~3 次 / 月。均无勃起功能障碍和射精障碍。妻子月经规律，输卵管通畅。患者个人既往及生活史：吸烟（50 支 / 日）及酗酒（10 两 / 日）14 年。个体。患高血压、高脂血症、高胆固醇血症，但均未接受药物治疗。双眼严重近视；10 岁左右患流行性腮腺炎，未合并睾丸炎。患者父母系三代内近亲结婚，其哥哥生育正常。查体：肥胖体型，心肺无异常，男性表型，阴茎发育正常，双侧睾丸等大，体积约 15ml，质地中等。附睾发育正常，无增大和结节。输精管发育正常，无增粗和结节。双侧精索静脉轻度扩张，Valsalva 实验阳性。

尿常规：未见异常。性激素五项：雌二醇（E_2）26pg/ml（参考值：20～75pg/ml），催乳素（PRL）7.52ng/ml（参考值：2.64～18.50ng/ml），睾酮（T）2.41ng/ml（参考值：1.75～7.81ng/ml），促黄体生成素（LH）1.75mIU/ml（参考值：1.24～8.62mIU/ml），促卵泡生成素（FSH）3.78mIU/ml（参考值：2.97～6.82mIU/ml）。甲状腺激素五项：正常。空腹血糖：5.63nmol/L（参考值：3.9～6.1nmol/L），丙氨酸氨基转移酶（ALT）44.6U/L（参考值：5.0～40），γ-谷酰胺转肽酶（GGT）193.4U/L（参考值：11～61U/L），三酰甘油（TG）10.65mmol/L（参考值：≤2.30mmol/L），尿酸（UA）489μmol/L（参考值：202～416μmol/L）。生殖系统彩超：前列腺大小为39mm×29mm×22mm，回声欠均，包膜完整。双侧精囊大小约32mm×10mm（右侧），32mm×10mm（左侧）。双侧睾丸大小均约15.1ml，回声均匀，未见异常回声。双侧附睾头均厚约9.1mm。站立位检测左侧精索、附睾头上下方可见多个管状声像，较宽处约2.2mm。Valsalva实验阳性。

精液常规：禁欲7天，精液量6.1ml，pH 7.8，30分钟液化，不黏稠。精子数量太少，无法电脑计数，手工镜检0～2个精子/HP。未见活动精子。精子形态学与生精细胞学分析采用离心涂片，巴氏染色：①形态学分析：总计数200个精子，缺陷精子100%，其中头部缺陷100%，头部凋亡100%。②生精细胞学分析：35个细胞/200个精子视野，精子细胞3个；吞噬细胞26个；上皮细胞6个。染色体核型：46，XY。Y染色体微缺失分析：未发现微缺失。抑制素B：151.4pg/ml（属于正常范围）。精浆生化：各项指标均正常。

治疗过程和转归

（1）**支持治疗**：嘱患者忌烟酒，清淡饮食，并坚持有氧运动，规律夫妻生活（2～3次/周）。

（2）**药物治疗**：氯米芬 25mg，1 次 / 日，口服；他达拉非片 5mg，1 次 / 日，口服，辅以左旋肉毒碱（卡尼汀）及中成药治疗 3 个月，每月复查 1 次。患者反映性功能改善明显，性生活质量好，烟酒控制不好。

（3）**复诊记录**

① 2017 年 3 月 14 日复查性激素水平改善良好。精液常规：禁欲 4 天，30 分钟液化，密度 4.027×10^6 个 /ml。活率 0.662%。A：0，B：0，C：0.662%，D：99.338%。伊红染色率：因其头部多为针尖样，无法计数。

②精子形态学与生精细胞学分析

方法：离心涂片，巴氏染色。

形态学分析：总计数 400 个精子，缺陷精子 100%，其中头部缺陷 100%，头部凋亡 99%，小尖头精子 1%；颈部健康 5%，颈部缺陷 95%；尾部健康 20%，尾部缺陷 80%。

生精细胞学分析：20 个细胞 /400 个精子视野，初级精母细胞 5 个；精子细胞 12 个；吞噬细胞 3 个；上皮细胞 6 个。鉴于上述治疗结果，建议行精子电镜检查。

③ 2017 年 3 月 20 在北京大学人民医院透射电镜检查回报：镜下可见较多精子，头部多呈圆形，无正常顶体结构，代之以结构混乱的包浆成分，包浆量明显多于正常，镜下未见正常颈部结构，可见少量卷曲短小尾部结构。超微结构符合球形无顶体精子畸形表现。据此结果建议患者停止药物治疗，实施卵胞浆内单精子注射技术（ICSI）生育。2017 年 6 月 20 日回访，妻子已受孕成功 1.5 个月，目前在保胎观察中。

病例分析

如果精液中的畸形精子超过 85%（WHO，第四版）或者超过 96%（WHO，第五版）就称之为畸形精子症。未染色的精子在普通光镜下为透亮，细胞核、细胞质和细胞膜的颜色差别不大，难以准确标识，所以要辨别精子畸形必须要通过特殊染料染色后才能辨识。临床常用的精子染色法有：吉姆萨染色法、巴氏染色法、勃 - 利染色法和肖尔染色法。精子畸形类型可分为头部畸形和尾部畸形。

1. 精子头部畸形

正常精子头部判断标准是精子头长 / 宽比值范围为 1.5 ～ 1.75，超出该范围即为头部畸形，表现有巨大头、无定形、双头等，可能与遗传因素和精子受到高温、辐射、化学物质、生物毒性等因素有关。

在精子发生的过程中，最明显的形态学变化就是精子细胞的改变。包括：高尔基复合体囊泡融合成一个大的顶体囊泡，覆盖于精子细胞核大部分的表面，形成顶体；中心粒迁移到细胞核的尾侧，远端中心粒分化形成精子尾部的鞭毛中轴；线粒体集中在鞭毛起始部，形成线粒体鞘；多余的胞质形成残体而弃之，细胞核发生浓缩。

精子头的顶端特化的小泡，叫作顶体，它是由高尔基体小泡发育而来，是一种特化的溶酶体。在精子细胞形成的早期，胞质内含有大量的高尔基复合体。随着精子形成过程的开始，高尔基复合体产生圆形囊泡，称之为前顶体囊泡，囊泡内有致密的颗粒，称之为前顶体颗粒。随后前顶体囊泡逐渐融合形成了一个大的顶体囊泡。随着精子细胞核的浓缩变长，顶体囊泡成为扁平状，覆盖在细胞核的表面，由顶部向尾部逐渐包绕精子细胞核的大半部，形成顶体。外观结构呈帽状结构，覆盖在精子的前端，内含多种水解酶类，如放射冠穿透酶、透明质酸酶、顶体素、蛋白酶、脂解酶、神经酰胺酶、磷酸酶等。其中以放射冠穿透酶、透明质酸酶、顶体素与受精关系最为密切。其中最重要的反应就是顶体反应。是自然怀孕或者人工授精的必备条件。

精子在附睾运行过程中，精子的形态结构还要继续发生进一步变化。这些变化主要包括精子胞质小滴的移行，精子内胞质进一步减少及精子顶体的改变。睾丸精子胞质小体主要位于精子中段的近端，接近精子的头部。在沿着附睾运行过程中，精子的胞质小滴逐渐向末端移动，直到最后脱落。如果胞质小滴未能完成移行和脱落，这种精子就未能达到成熟，就会影响生育能力。附睾精子胞质小滴的移行和脱落也存在着种属的差异。且胞质小体的移行与精子运动密切相关。在附睾精子成熟的过程中，附睾精子顶体形态和面积发生变化，面积逐渐缩小，而顶体内容物致密度逐渐提高，睾丸内精子 80% 以上顶体都是一个大的而未成熟的，而到达附睾体部的精子仅仅约 2% 的精子顶体呈现未成熟状态，等到达附睾尾部时，未成熟型顶体则完全消失。另作为顶体重要内容物的前顶体素和顶体素，在附睾成熟过程中也进行了再加工和降解修饰。

2. 精子尾部畸形

精子的尾部分为颈段、中段、尾段。功能是使精子能够自由运动，主要的结构是尾部中央的轴丝和中段周围的线粒体鞘，前者是精子运动的结构基础，后者则是精子运动的供能装置，线粒体和轴丝的异常可导致精子运动方式的改变或运动能力的丧失。前者异常表现为线粒体排列紊乱、分布不对称、形态异常甚至部分或全部缺失，伴有精子活力下降或无活力。后者常表现为超微结构的改变，光镜下难以发现，这些异常可以是内侧臂、外侧臂或者内外侧臂同时缺失，也可以是放射辐或中央链缺失。这些异常常使精子的活力严重下降，甚至完全丧失活动力。

笔记

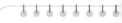

（1）精子颈部和中段畸形：颈部"弯曲"（颈和尾成的角度大于头部长轴的90%），中段非对称性接到头部、粗的或者不规则的中段（多见于精子成熟过程中的残余体，可能与精子细胞变成精子的过程中发生异常有关）、异常细的中段（即无线粒体鞘）以及上述缺陷的任何组合，而出现体部粗大、折裂、不完整的状态等。可能与精子的能量代谢有关。

（2）精子尾段畸形：主要有卷尾（＞90°）、短尾、发卡尾、多尾、缺尾等形式，可能与精子营养物质的转运、生殖道感染及精子的活力有关。

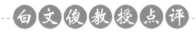

该患者畸形精子症诊断确切，诊断依据充分，治疗过程虽曲折，但最终让患者圆了育子梦。

分析本例患者特点总结如下：

（1）该患者精子畸形的原因是精子形成阶段障碍。

（2）表现为精子缺乏顶体帽及顶体酶，也未见正常的颈部结构，符合复合型精子畸形症，药物治疗无效，没有自然受孕的能力，仅可适用 ICSI 方式生育。

（3）受精失败的机制：穿卵及卵泡活化受阻，精子 DFI 及非整倍体率高。

（4）部分与 *SPATA16*（3q26.31）基因变异有关，该基因编码生精相关蛋白 -16（Spermatogenesis-associated protein 16，定位于高尔基体），参与精子顶体的形成。

（5）其他基因还有 *PICK1* 及 *DPY19L2*。

（6）借助 ICSI 生育是患者的唯一选择。

参考文献

1. 谢幸，苟文丽 . 妇产科学 . 北京：人民卫生出版社，2013：28.

2. 曹兴午，徐晨，李宏军，等 . 精液脱落细胞学与睾丸组织病理学 .2 版 . 北京：北京大学医学出版社，2017：29.

3. 白文俊，王晓峰 . 现代男科学临床聚焦 . 北京：科学出版社，2017：217-221.

4. Christopher J.De Jong，Christopher L.R.Barratt，主编 . 李铮，陈苏红，何祖平，主译 . 精子细胞 – 生成 成熟 受精 再生 . 上海：上海科学技术文献出版社，2014：2-4，57-61.

035 先天性双侧输精管缺如一例

病历摘要

患者，男性，30 岁，因"夫妇同居 1 年，未避孕未育 1 年"就诊。婚后性生活正常，2 ~ 3 次 / 周，有性高潮，可正常射精，精液量少。精液检查多次均提示无精子症。女方检查未见明显异常。无药物、毒物、高温、辐射接触史。无慢性疾病病史，无外伤手术史。查体：阴毛呈男性分布，尿道外口无异常分泌物。双侧睾丸 18ml，质地正常，双侧精索静脉Ⅱ度曲张，双侧输精管阴囊未触及。精液分析：颜色灰白，体积 0.6ml，30 分钟完全液化，pH 6.3，离心后未见精子。内分泌检查：促卵泡生成素（FSH）

2.69mIU/ml（1.3 ~ 19.3mIU/ml），促黄体生成素（LH）2.00mIU/ml（1.2 ~ 8.6 mIU/ml），血清催乳素（PRL）5.78ng/ml（13.1 ~ 26ng/ml），雌二醇（E_2）51pg/ml（20 ~ 75pg/ml），睾酮（T）4.89ng/ml（3.6 ~ 8.8 ng/ml）。Y 染色体微缺失：未见缺失。染色体核型：46，XY。生殖彩超：双侧精索静脉曲张；双侧附睾体部分显示，其内部分附睾管增宽；双侧输精管阴囊段未扫及；未探及确切的双侧精囊及输精管盆腔末段；考虑先天性双侧输精管缺如（congenital bilateralabsence of the vasa deferens，CBAVD）。附睾细针穿刺镜检：镜下可见各级精子。该例患者在我中心利用附睾穿刺所获精子冷冻复苏后行人类卵细胞浆内单精子注射（ICSI）助孕，女方成功妊娠。

病例分析

胚胎 4 周时，原始主动脉和体腔之间的间质分化出肾发生细胞，形成中肾和中肾管，中肾管向尾侧延伸与原始尿生殖窦连接。约在胚胎 6 周体腔上皮中肾管的外侧外褶形成中肾旁管，并在尾侧紧靠中肾管开口于生殖窦。在胚胎 7 周前，两套生殖导管并存。中肾旁管是子宫和输卵管的原基，而中肾管可以衍化为附睾、输精管和精囊。到了胚胎 3 个月末另一套导管发生退化。在生殖导管分化过程中起决定性作用的是睾丸的分泌功能。

CBAVD 占男性不育症的 1% ~ 2%，占无精子症的 15% ~ 20%，是梗阻性无精子症的重要原因之一。CBAVD 与囊性纤维化病（cysticfibrosis，CF）的关系较密切，与囊性纤维化跨膜转运调节物（cystic fibrosis transmembrane conductanceregulator CFTR）基因的突变有关。CF 典型的临床表现之一就是男性患者伴有先天性双侧或单侧输精管缺如，造成梗阻性无精子症。根据 CBAVD 的临床表现以及与 CF 的关系，可将 CBAVD 分为两种临床类型，第一类患者多数因男性不育症就诊，无典型的 CF 表现，少数在体检时偶然发现；第二类患者具备典型的 CF 表现，多表现为慢性肺部疾病或胰腺外分泌功能不足，实验室检查发现汗液电解质浓度升高，此类患者通常在早年即可被确诊。通常 CBAVD 患者的男性第二性征正常，主要表现双侧阴囊段输精管缺如，并造成生育困难。CBAVD 患者在男科不育门诊中时常被忽视，甚至漏诊、误诊，给患者带来不必要的检查和治疗负担，还可能延误治疗，值得关注。

CBAVD 的临床特点

1. CBAVD 与睾丸发育

多数文献报道，CBAVD 患者体检时双侧睾丸触诊容积正常。5% 的 CBAVD 患者可合并隐睾，患者合并隐睾的概率是 3.2%，都远远超过 1 岁男孩中隐睾的发病率（0.8% ～ 1.0%），提示 CBAVD 可能与隐睾的发生有关。

2. CBAVD 与附睾发育

CBAVD 患者的附睾大多存在解剖结构的变异，包括附睾管的多发扩张、附睾不同部位的缺如。江利等应用超声检查 38 例 CBAVD 患者，其中 36 例患者存在双侧附睾头部扩张、附睾体部和（或）尾部缺失。乔迪等调查的 CBAVD 患者 40 例，其中合并双侧附睾体、尾缺如 25 例，一侧附睾体、尾缺如 9 例，附睾体、尾部缺如者，附睾头部均有不同程度的增大。杨黎明等应用超声分析了 380 例 CBAVD 患者的附睾，其中 752 只附睾存在声像图异常，异常比率为 99%（752/760）。其中 694 只附睾头异常，包括 418 只附睾头回声杂乱伴扩张，276 只单纯扩张。附睾头回声杂乱伴扩张者平均厚度为（15.6±3.6）mm，单纯扩张组附睾头平均厚度为

（10.2±2.4）mm，两者间差异有统计学意义（$P<0.05$）。717 只附睾体部声像图异常中，391 条附睾管扩张，103 只附睾体部缺失，223 只出现截断征。另 737 只附睾尾部声像图中，411 条附睾管扩张，326 只附睾尾部缺失。

3. CBAVD 与精索静脉

CBAVD 患者精索静脉曲张的发病率远高于正常人群。Havasi 等报道的 108 例因不育而就诊的 CBAVD 患者超声发现，双侧精索静脉曲张者 4 例，左侧精索静脉曲张者 24 例。江利等应用超声检查 38 例 CBAVD 患者，发现 4 例患者合并左侧精索静脉曲张。邱毅等调查了 78 例 CBAVD 患者，经超声检查发现精索静脉曲张患者 27 例，发生率占 34.6%。

4. CBAVD 与射精管发育

CBAVD 可合并射精管发育不良。Lotti 等发现 CBAVD 患者中，至少 50% 合并双侧射精管缺如。江利等调查了 38 例 CBAVD 患者，发现 2 例患者合并射精管囊肿。

5. CBAVD 与精囊发育

CBAVD 患者可伴有精囊发育异常，利用经直肠超声（transrectal ultrasonography，TRUS）评估精囊的发育情况。TRUS 可发现精囊发育不全或不发育（前后径 <7mm）、精囊囊肿（>5mm）、输精管发育不全、慢性前列腺炎（前列腺钙化灶和不均质）和射精管梗阻（常伴有精囊扩张，精囊前后径 >15mm）。杨黎明等应用 TRUS 分析了 380 例 CBAVD 患者，有 369 例的 726 个精囊声像图异常，异常比率为 96%（726/760），其中 275 例双侧精囊缺失，12 例一侧正常对侧缺失，10 例一侧发育不良对侧缺失，3 例出现双侧扩张，69 例一侧精囊局部有畸形结构而对侧缺失。乔迪等调查了 CBAVD 患者 40 例，

笔记

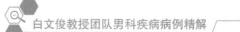

合并双侧精囊缺如或发育不良 15 例（37.5%）、一侧精囊缺如或发育不良 17 例（42.5%）、双侧精囊扩张 1 例、一侧精囊扩张 2 例，5 例无明显异常。

6. CBAVD 与肾脏发育

CBAVD 可合并有肾脏发育不良或缺如，但各种文献报道的发生率有较大差异。Weiske 等调查了 105 例 CBAVD 患者，其中发现合并肾脏缺如的发生率为 11.8%。乔迪等调查了 40 例 CBAVD 患者，肾脏发育均正常。邱毅等调查了 78 例 CBAVD 患者，经超声检查确定单侧肾脏缺如 2 例，发生率占 2.6%。

7. CBAVD 合并的其他异常

CBAVD 患者腹股沟相关疾病的发病率约为 13%，与 CF 患者的 15% 接近。

8. CBAVD 患者的精液特征

精液常规化验是诊断 CBAVD 的重要步骤，该类患者精液常规最主要的特征是 pH 低于正常（平均值为 6.5）、精液量较少（平均为 0.95ml），精液中无精子。CBAVD 的酸性磷酸酶、精浆锌与正常对照组相比，差异无统计学意义，说明 CBAVD 患者的前列腺分泌功能是正常的。CBAVD 患者多数合并精囊缺如，精囊腺分泌液决定着精液的量、果糖和酸碱度，故而 CBAVD 患者的精液量和果糖浓度明显低于正常对照组，且其 pH 呈酸性。α-葡萄糖苷酶是中性 α-葡萄糖苷酶和酸性 α-葡萄糖苷酶的混合物。中性 α-葡萄糖苷酶主要来源于附睾上皮细胞，是附睾的特异性酶和标志性酶，而酸性 α-葡萄糖苷酶主要由精囊腺所分泌，前列腺和尿道球腺也有少许分泌。因而在精液总量均减少的CBAVD患者中有一定浓度的 α-葡萄糖苷酶，但 α-葡萄糖苷酶浓度和总量均明显低于正常对照组。

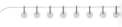

9. CBAVD 患者的激素特征

目前临床上通过测定 CBAVD 患者内分泌激素水平，以评估外周静脉血 FSH、LH、PRL、T 和 E_2 含量。血液 FSH 水平的测定可作为临床上诊断 CBAVD 时无创伤的诊断指标，还可以反映睾丸的生精功能。CBAVD 患者的睾丸基本正常，其下丘脑 - 垂体 - 睾丸轴正常，临床观察发现 CBAVD 患者的内分泌激素水平基本正常。

10. CBAVD 患者的生育结局

由于该疾病是一种无法重建的先天性精道畸形，以往多采用供精人工授精（AID）的方法帮助患者的配偶怀孕。随着微创取精技术的发展，从 CBAVD 患者的附睾或睾丸中获取精子进行辅助生殖治疗，可解决 CBAVD 患者的生育问题。Silber 等报道了采用经皮穿刺附睾抽吸精子（percutaneous epididymal sperm aspiration PESA）技术，从附睾头部抽取精子结合体外受精 - 胚胎移植（in-vitro fertilization IVF）治疗 CBAVD 成功获得临床妊娠。但随后的研究发现，采用附睾精子实施 IVF 的卵子受精率较低，最终获得的临床妊娠也不理想。而与 IVF 技术相比，单精子卵泡浆内注射（intrcyplasmic sperm injection ICSI）技术治疗 CBAVD 患者的生育问题具有较高的卵子受精率（IVF 45%，ICSI 85%）和临床妊娠率（IVF 5%，ICSI 47%）。王磊光等采用 PESA 技术从 64 例 CBAVD 患者收集精子，10 例次采用 ICST 技术，4 例妊娠，周期妊娠率为 40%。研究认为 CBAVD 患者微创取精的质量与 ICSI 的成功率有直接关系，目前认为来自附睾头部的精液质量最佳。研究发现 CBAVD 患者的年龄对获取精子的数量、活力和正常精子形态有直接影响，是影响 ICSI 成功率的关键因素。

11. CBAVD 患者的遗传风险

CBAVD 患者夫妻双方均应检查 *CFTR* 基因变异，如女方为 *CFTR* 基因变异携带者，选择 ICSI 生育，胚胎发生囊性纤维化的概率是 25%（男方为杂合状态）或 50%（男方为纯合状态）。

12. 关于单侧输精管缺如（CUAVD）和部分输精管缺如

（1）CUAVD：由单侧中肾管未发育或发育不全所致，常伴发同侧输尿管芽不发育而致肾不发育，出现同侧肾、输尿管、输精管、附睾管均缺如。由于对侧睾丸输精管正常，可不影响正常生育，故不必治疗。

（2）部分输精管缺如：又可分为输精管阴囊段缺如和输精管盆腔段缺如，可能是中肾管在衍变成输精管过程中突然中止所致。其他输精管畸形有：输精管某一段呈纤维索状，管腔闭锁不通，中肾管分支发育成重复输精管。在所报道的重复输精管病例中，大多数重复侧有两个睾丸，输精管各自与一个睾丸相连。此外，输精管可偏离精索，异位开口于其他部位。1978 年 Kaplan 报道 8 例输精管异位畸形患者，其中 6 例合并其他泌尿生殖器官畸形，3 例伴有先天性肛门闭锁，由于睾丸自生殖嵴发育而来，故输精管畸形时睾丸一般无异常。

CUAVD 或部分输精管缺如者合并不育多因对侧睾丸受损或精道梗阻所致。对侧睾丸受损者，若患侧睾丸生精功能正常，则可行 ICSI 治疗。对侧精道梗阻而睾丸正常时，可根据梗阻的部位及性质，选择合适的手术方式，以恢复精道通畅。

诊断与鉴别诊断

1. 诊断

CBAVD 的典型临床表现为双侧输精管和部分附睾缺如，睾丸体积大多正常，精液量、pH、果糖、α-葡萄糖苷酶降低，精囊超声表现为双侧缺如或发育不良，内分泌正常。无精子症患者伴有上述特征可诊断。

2. 鉴别诊断

CBAVD属于梗阻性无精子症，需与其他原因引起的无精子症相鉴别。

（1）其他类型梗阻性无精子症：梗阻部位可以在生精管道任何部位，但不具备双侧输精管缺如的特征。超声及精浆生化有助于鉴别。

（2）非梗阻性无精子症：原因在于睾丸生精功能障碍，如克氏征可有染色体异常、睾丸小、高促等特点；而卡尔曼综合征有染色体正常、睾丸小、低促、嗅觉异常等特点，两者双侧输精管均存在且完整。

（3）精液量少需与泌精障碍、射精不完全、射精管囊肿、逆行射精、药物引起的射精障碍等相鉴别。

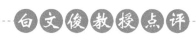
白文俊教授点评

先天性双侧输精管缺如在男科不育门诊中并不少见。体格检查、超声检查、精液常规及精浆生化测定是诊断CBAVD的有效方法。查体时阴囊触诊是诊断CBAVD的基础和关键。通过触诊阴囊，可以了解是否有精索静脉曲张、输精管发育及走向是否正常等。超声对睾丸和附睾的大小、肾脏及精囊腺的发育情况可以进行确定。精液常规及精浆生化测定对CBAVD的诊断具有重要价值。ICSI治疗是CBAVD患者成为生物学父亲的主要方法，并可获得较高的受精率和怀孕率。在助孕之前进行遗传学咨询是必要的。

参考文献

1. 杨彬，李宏军. 先天性双侧输精管缺如的十大临床特点. 中国男科学杂志 2016；30（1）：67-69.

2. 白文俊，王晓峰. 现代男科学临床聚焦. 北京：科学出版社，2017：241-244.

036 单侧输精管缺如一例

病历摘要

患者，男性，26岁。主诉：婚后2年不育。患者结婚2年，性功能正常，每周性生活1~2次，未避孕，妻子至今未怀孕，故就诊。患者病程中有正常性高潮，自觉精液量少，排尿无异常。既往体健。无腰椎疾病或外伤史，无糖尿病或高血压病史，未服用任何药物。

体格检查：外生殖器及阴毛发育未见异常。双侧睾丸大小约15ml，质地正常，双侧附睾形态饱满，双侧输精管未触及。肛诊：双侧精囊未触及，前列腺未见异常，肛门括约肌功能良好。精液常规：精液量1.5ml，灰白色，完全液化，pH 6.5，未见精子。超声：左侧精囊发育不良，右侧精囊未探及，前列腺饱满，双侧附睾回声减低，内伴轻微管状扩张。

诊断：梗阻性无精子症；先天性左侧精囊发育不良，右侧精囊缺如。

笔记

诊疗计划：通过睾丸穿刺或显微取精技术得到正常精子后进行单精子注射获得胚胎。

病例分析

该患者为先天性双侧输精管缺如，右精囊缺如，左侧精囊发育不良。胚胎发育过程中睾丸及附睾头部来源于原始性腺，而精囊、输精管、附睾体尾部由胚胎 Wolffian 管发育而来，其发育过程与囊性纤维化跨膜传导（*CFTR*）基因密切相关，囊性纤维化（CF）是一种致死性常染色体隐性遗传病。囊性纤维化表现为肺、胰腺、肠道、肝分泌黏稠的半流体分泌物，阻塞上述器官的管腔，造成扩张、感染及纤维化。*CFTR* 基因突变是囊性纤维化的基本病因，基因数据库中有 2000 种 *CFTR* 基因突变类型。*CFTR* 基因定位于 7 号染色体长臂（7q31），*CFTR* 基因编码膜蛋白，具有离子通道功能及影响射精管、精囊、输精管、附睾远端 2/3 的形成，突变后导致上皮细胞不能转运氯离子、钠离子及水分子至管腔。*CFTR* 基因纯合变异可能导致囊性纤维化，杂合变异影响射精管、精囊、输精管、附睾体尾部分化发育，典型病例中阴囊内输精管部分或完全缺如，或没有管腔的条索样结构，但不同的基因突变类型可造成不同的临床表现，同一突变类型在不同个体亦可有不同表现。基因非编码区第 8 内含子的等位基因 T5 能影响该基因第 9 外显子的正常剪切，使转录水平下降，导致 *CFTR* 基因不完全表达，引起 CFTR 蛋白水平降低，引起一系列临床表现，故认为等位基因 T5 突变可能是导致囊性纤维化临床表现多样的原因之一。由于附睾头不是 Wolffian 管的衍生结构，通常被保留且明显扩张，精浆生化检查如为双侧输精管缺如表现，无精子，α- 葡萄糖苷酶及精浆抑制素 -B 缺乏，如精囊缺如或发育不良，精液量往往少于 1.5ml，黏稠度下降，pH<7，精浆果糖（−）。

先天性双侧输精管缺如（CBAVD）与囊性纤维化的生殖道解剖学与精囊参数异常相同，输精管和附睾畸形通过阴囊触诊可诊断，精囊、射精管可采用经直肠超声观察。如考虑通过辅助生殖技术治疗，应通过睾丸活检来检查精子发生的完整性。CBAVD 与 *CFTR* 基因变异相关，*CFTR* 基因突变占先天性输精管缺如患者的 88%。在不同国家患病率不一，多数 CBAVD 患者检测可见数种基因变异。CBAVD 患者夫妻双方均应检测 *CFTR* 基因变异；如女方为 *CFTR* 基因变异携带者，做卵胞浆内单精子注射技术（ICSI）生育，胚胎发生囊性纤维化的概率是 25%（男方为杂合状态）或 50%（男方为纯和状态）。

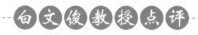

尽管大多数先天性单侧输精管缺如（CUAVD）患者生育能力正常，有一部分患者表现为少精症或无精症。在胚胎期输精管起源于中肾管，于孕 7 周时中肾管形成输尿管芽，进而诱导肾脏从后肾发育。当孕 7 周或孕 7 周前单侧中肾管受损，可导致单侧输精管发育不良及同侧肾发育不良，可能系其他基因异常导致，不必检测 *CFTR* 基因变异；如只有单侧输精管缺如，肾脏正常时应检测 *CFTR* 基因。该患者可通过睾丸穿刺或显微取精技术得到正常精子后进行单精子注射获得胚胎，并结合胚胎植入前诊断，生育健康下一代。

参考文献

1. 白文俊，王晓峰. 现代男科学临床聚焦. 北京：科学出版社，2017.

2. 王一飞. 人类生殖生物学. 上海：上海科学技术文献出版社，2005.

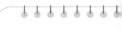

037 附睾及输精管梗阻性无精子症两例

病历摘要

例 1

患者，男性，35 岁。主诉：双侧输精管结扎术后 9 年。患者婚后自然生育 1 女，11 岁，体健，9 年前行双侧输精管结扎后至今未再育。近一年来欲生育 2 胎，反复查精液中未发现精子 1 年。自诉性生活 2 次 / 周，性功能正常。既往有冶游经历，否认阴囊肿痛病史。查体：生命体征平稳，心肺听诊无异常，腹平软，无压痛，双侧睾丸体积约 12ml，附睾未及结节，输精管可及。阴囊部输精管可及结节约 0.5cm × 0.5cm。实验室检查：促卵泡生成素（FSH）9.60IU/L（参考值：0.95 ~ 19.95IU/L），促黄体生成素（LH）6.90IU/L（参考值：1.80 ~ 8.16IU/L）；精浆果糖 312μmol/ 一次射精（参考值：> 13μmol/ 一次射精），中性 α- 葡萄糖苷酶 1.3mU/ 一次射精（参考值：>20.0mU/ 一次射精）。精液分析：未见精子。

初步诊断：梗阻性无精子症；双侧输精管结扎术后。

治疗经过：入院后经常规术前检查及准备，在腰硬联合麻醉下行显微镜下双侧输精管吻合术（端端吻合）。术后切口愈合佳，顺利出院。

治疗转归：术后第 7 个月，见极少许 B 级精子，术后第 13 个月，精子浓度 15.6 × 10^6/ml，a+b=1%。试孕 1 年未成功，女方已 37 岁，转生殖中心行人类卵细胞浆内单精子注射（ICSI）。

例2

患者，男性，31岁。主诉：夫妇同居3年，未避孕未育3年。患者结婚3年，婚后未避孕一直未育，在多家医院检查精液均提示无精。既往否认冶游经历，否认阴囊肿痛病史。查体：生命体征平稳，心肺听诊无异常，腹平软，无压痛，双侧睾丸体积约15ml，双侧附睾尾部增大，质硬，无压痛，双侧输精管可及。实验室检查：促卵泡生成素（FSH）7.00IU/L（参考值：0.95 ～ 19.95IU/L），促黄体生成素（LH）4.50IU/L（参考值：1.80 ～ 8.16IU/L），睾酮5.88ng/ml（参考值：1.93 ～ 8.36ng/ml）。精浆生化：精浆果糖141μmol/一次射精（参考值：>13μmol/一次射精），中性 α - 葡萄糖苷酶6.3mU/一次射精（参考值：>20mU/一次射精）。精液分析：未见精子。

初步诊断：梗阻性无精子症；附睾输精管梗阻。

治疗经过：入院后经常规术前检查及准备，在腰硬联合麻醉下行显微镜下双侧附睾 - 输精管吻合术（套叠式），术中附睾液涂片可见大量活动精子。术后切口愈合佳，顺利出院。治疗转归：术后第3个月，精子浓度16.8×10^6/ml；a+b=53%。术后12个月，女方自然受孕。

病例分析

无精子症是男性不育的常见原因之一，它分为梗阻性无精子症（OA）和非梗阻性无精子症（NOA），其中OA占无精子症病例的40%，男性不育患者中有10% ～ 15%是由OA造成的。OA是指睾丸生精功能正常，但因精道梗阻而使精子无法进入精液排出体外。精道任一环节梗阻，就会出现OA，常发生在输精管水平、射精管水平和附睾水平。附睾头以上梗阻如睾丸网、输出小管等较罕见。

1. OA 的常见病因

（1）先天性梗阻：如输精管缺如（双侧、单侧）、输精管发育不良、附睾发育不良、Youngs 综合征及射精管区域囊肿等。

（2）炎症性梗阻：生殖系统炎症如附睾炎（可能是附睾隐匿性感染或附睾的无菌性炎症所致）、精囊炎、睾丸炎、前列腺炎等。

（3）创伤性梗阻：外伤致阴囊、会阴部、尿道损伤等。

（4）医源性梗阻：如输精管结扎术、精索静脉曲张或疝修补手术误伤精索且未及时发现并修补而出现梗阻、输精管手术、睾丸及附睾手术术后损伤、经尿道前列腺术后射精管瘢痕形成、盆腔及直肠手术后等均为医源性梗阻因素。

（5）肿瘤：肿瘤侵及或压迫射精管、输精管导致梗阻性无精子症。

2. OA 的诊断

（1）询问病史：包括性生活史，既往受孕、生育史，有无传染病、泌尿生殖器官疾病，手术史，先天性疾病等。

（2）体格检查：包括一般健康体检及生殖器检查。一般健康体检注意有无腹股沟区手术瘢痕；生殖器检查包括睾丸体积、质地是否发育良好，有无肿胀、结节、压痛等，输精管有无缺失、增粗等。

（3）实验室检查：首先 OA 患者至少做 3 次以上精液分析结果，并且经离心检查均示无精才能明确无精子症诊断；同时建议检查精浆果糖及中性 α- 葡萄糖苷酶检查，这两项检查可以作为 OA 确定梗阻部位的检查项目。一般来说，先天性双侧输精管缺如、精囊管与射精管梗阻，精液果糖偏低直至呈阴性；输精管发育不良、阴囊段或盆腔段梗阻、附睾梗阻或发育不良，精液果糖为正常水平。

（3）性激素检查：OA 性激素基本正常。

（4）染色体核型、Y 染色体微缺失：如果睾丸大小、质地正常，性激素正常不建议常规进行此项目检查。

（5）影像学检查：经直肠 B 超检查射精管和前列腺、输精管末段及精囊；生殖系统超声明确睾丸体积、附睾有无梗阻表现及有无精索静脉曲张等有参考价值。但是超声检查需要专人学习，可重复性较差，一般基层医院准确率不高。MRI 检查可重复性较高，在精囊缺如、肿瘤、囊肿等诊断上有一定的使用价值。输精管造影，睾丸、附睾穿刺等检查对诊断是否有梗阻及梗阻部位有一定的作用，有学者认为输精管造影是诊断 OA 的"金标准"。但是随着显微手术的发展，笔者认为术前造影及穿刺活检应当避免，应当考虑有创检查后的粘连、继发梗阻问题，建议通过无创检查确定 OA 后在手术中可以行上述检查，明确手术部位。

3. OA 的鉴别诊断

需与非梗阻性无精子症（NOA）相鉴别。非梗阻性无精子症原因在于睾丸生精功能障碍，如克氏征可有染色体异常、睾丸小、高促等特点；而卡尔曼综合征有染色体正常、睾丸小、低促、嗅觉异常等特点。

4. OA 的治疗

（1）药物治疗：中医学中化痰通络方治疗梗阻性无精子症，结合抗生素治疗炎症性 OA 有一定疗效，多建议用于感染病史不长，有急性炎症表现的患者。其他如左旋肉碱等药物，可以使精子质量提升，用于手术后辅助治疗或穿刺取精前治疗。

（2）手术治疗：包括显微镜下输精管吻合术与输精管 - 附睾吻合术；经尿道射精管切开术等。其中显微镜下输精管吻合术与输精管 - 附睾吻合术在越来越多的 OA 患者身上取得良好的效果，使梗阻性无精子症患者不需行辅助生殖技术而成功受孕成为可能。

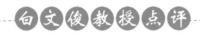

白文俊教授点评

病例 1 中患者为输精管结扎术后导致的梗阻性无精子症，在临床中尤其是二胎开放以来较多见，由于有明确病史，诊断应不困难。临床上，输精管梗阻最常见的原因多见于医源性损伤，如双侧腹股沟疝术后。输精管结扎术后约 6% 患者，有复通要求，治疗上也以手术吻合为主。随着显微外科的进展，文献报道现在手术后复通率约 90%，妊娠率 44% ~ 60%，新生儿活产率 36% ~ 47%，比传统吻合术有了很明显的提高。

病例 2 中患者诊断为附睾输精管梗阻，常见原因为附睾炎症后，查体双侧附睾饱满，附睾尾可及结节；如行彩超检查可见附睾内网格状改变；精浆生化果糖值正常，中性 α - 葡萄糖苷酶值明显降低或为 0；性激素正常。治疗目前以显微镜下附睾输精管吻合为主，多家生殖男科中心报道复通率为 73%，妊娠率受年龄影响较大，各家报道并不一致。

在二胎开放以后，就诊的患者中因生殖系统炎症及计划生育时行绝育手术的梗阻性无精症患者比例有所上升，这一类患者因显微外科技术的发展得到了好处，但是应该注意此类患者配偶年龄往往较大，生育年龄下降，所以进行显微外科手术的时候应该综合评估夫妻双方的生育能力及生育欲望，给患者最合适的治疗，不可为了开展新技术，盲目行手术治疗。

参考文献

1. 李朋，张铁成，杨慎敏，等.40 例输精管道梗阻性无精子症诊疗策略分析.生殖与避孕，2015，35（02）：131-135.

2. 张峰彬，梁忠炎，李乐军.梗阻性无精子症的显微外科治疗（附 76 例报告）.中华男科学杂志，2015，21（3）：239-244.

3. 何泳志，李大文，万里凯. 梗阻性无精子症的研究进展. 中国临床新医学，2015，8（11）：1100-1103.

4. 洪锴，赵连明，唐文豪. 显微输精管交叉吻合术治疗复杂性梗阻性无精子症. 中国显微外科杂志，2015，15（03）：228-231.

038 重度少弱精症一例

病历摘要

患者，男性，33 岁。主诉：结婚 1 年不育，性功能正常。否认睾丸外伤及手术、腮腺炎睾丸炎、棉籽油食用史。体格检查：第二性征正常，P5G5，双侧睾丸约 14ml，质地中等，无精索静脉曲张，阴茎 10cm，包皮过长。精液常规：精液量 4.2ml，pH 7.2，未见精子。200 倍镜下，离心镜检 20 视野，可见前向运动精子（PR）1 个，非前向运动精子（NP）4 个，不动精子（IM）19 个。性激素：促黄体生成素（LH）11.74IU/L（参考值：1.24 ~ 8.62IU/L），促卵泡生成素（FSH）17.45IU/L（参考值：1.27 ~ 19.26IU/L），睾酮（T）8.4ng/ml（参考值：6.07 ~ 27.10ng/ml），催乳素（PRL）14.54ng/ml（参考值：2.64 ~ 13.13ng/ml），雌二醇（E_2）18.31pg/ml（参考值：≤ 47pg/ml）。染色体核型：46，XY，14pstk+，小 Y，Y 染色体未见缺失。

诊断：①原发性性腺功能减退症；②重度少弱精症；③染色体

笔记

多态性。

治疗：卵胞浆内单精子注射技术（ICSI）。

病例分析

1. 重度少弱精的原因

（1）14 号染色体大随体，小 Y。患者染色体核型：46，XY，14pstk+，为 14 号同源染色体其中一条短臂的随体柄长度增加，小 Y 为 Y 染色体长度 < 21 号染色体，两者均属于染色体多态性。目前研究发现染色体多态性可能与不良孕产、生精障碍、反复流产相关，但多数基于回顾性分析，不能解释其原因。染色体多态性主要表现为异染色质的变异，特别是含有高度重复 DNA 的结构异染色质，从分子水平上看结构异染色质所含 DNA 主要是"非编码"的高度重复序列，不含有结构基因，没有转录活性，无特殊作用，也无表型作用，正常人群亦存在。而对于因不孕不育需要辅助生殖技术进行治疗的患者，多项研究均显示染色体多态性与 IVF-ET 治疗结局（胚胎种植率，质量，妊娠率，流产率）无关。染色体多态性与不育仍存在争议，对于不明原因的不育可能存在遗传、环境等其他因素。

（2）原发性性腺功能减退：患者染色体核型无异常，表现为重度少弱精，结合性激素结果为原发性性腺功能减退，提示睾丸生精功能障碍，睾丸曲精小管、支持细胞、间质细胞功能均存在严重损害。患者既往无导致生精功能的病史，所以导致重度少弱精的原因应为原发性睾丸生精功能障碍。

2. 为何睾丸体积正常，FSH 正常值偏高

患者虽然表现为原发性睾丸生精功能障碍，但是睾丸体积正常，可能是由于睾丸曲精小管、支持细胞及间质细胞的数量正常，只是

功能受到了损害。睾丸支持细胞留有一定的功能所以 FSH 只表现为正常值偏高。

3. 是否存在不完全生精阻滞

患者为高促性性腺功能减退，睾丸生精上皮及生精细胞严重缺乏，支持细胞及间质细胞严重损害，但仍能产生少量精子，应不存在不完全生精阻滞。

4. 能否尝试药物促生精治疗，如何解决生育问题

如使用药物进行促生精治疗，FSH 继续升高，对睾丸形成过度的刺激，进一步加重睾丸生精细胞的负担，有可能导致功能完全衰竭，出现无精。所以解决生育问题应尽早行 ICSI。

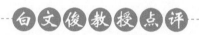

此患者染色体核型为染色体多态性，目前认为与不良孕产、男性不育无明显相关，因其主要表现为异染色质的变异，从分子水平上看结构异染色质所含 DNA 主要是"非编码"的高度重复序列，不含有结构基因，没有转录活性，无特殊作用，也无表型作用，正常人群亦可存在。而此例导致不育的原因应为原发性性腺功能减退所致，病变在睾丸，睾酮分泌减少，垂体分泌的 LH、FSH 反馈增多，形成高促性性腺功能减退。因病变在睾丸，促性腺激素水平已经很高，而精子数量极少，睾丸生精功能已接近衰竭，此时再给予促性腺激素有可能导致睾丸功能完全衰竭。所以趁目前有少量精子尽早行 ICSI 解决生育问题。

参考文献

1.章鸯，宫剑，邢超，等.染色体多态性与男性生殖异常关系探讨.中国妇幼保健，2017，32（5）：1016-1018.

039 附睾部位梗阻性无精子症一例

病历摘要

患者，男性，32岁。主诉：婚后1年未育。患者婚后未避孕，1年未育，身高165cm，阴茎勃起及性生活均可，精液量正常。曾多次就诊于多家综合及专科医院，完善各项相关检查，均提示无精子症。性腺六项检查均未见明显异常，染色体核型分析：46，XY，SRY（＋），未见AZF缺失。现因要求生育就诊，患者饮食好，精神智力正常。患者一般情况良好，营养中等。外生殖器检查：阴茎发育良好，双侧睾丸容量约16ml，触诊弹性可，无明显触痛，双侧附睾头饱满，附睾尾输精管连接部质硬。精索牵拉无不适，输精管可触及，无明显迂曲、折叠，未及明显结节。

实验室检查

北京某医院2017年7月性腺六项：促卵泡生成素（FSH）4.61mIU/ml（参考值：2.97～6.82mIU/ml），促黄体生成素（LH）3.59 mIU/ml（参考值：1.24～8.62mIU/ml），催乳素（PRL）4.79pg/ml（参考值：2.64～18.50pg/ml），睾酮（T）3.95ng/ml（参考值：1.75～7.81ng/ml），雌二醇（E$_2$）29pg/ml（参考值：＜47pg/ml）。精液分析检查：精液量2.8ml，精浆中α-糖苷酶定量6.5mU↓（正常范围：≥20mU/一次射精）。精浆果糖定量10.50mmol/L（正常范围：≥8.33mmol/L）。染色体核型分析报告：经外周血淋巴细胞染色体400G显带水平分析，计数25个细胞，分析了4个核型，该患者核型为46，XY，该结果显示Y染色体为小Y，（Y<G）。多重PCR扩增法：染色体AZF片段未发现缺失。精液分析未见精子。

影像学检查

前列腺回声欠均，双侧精囊腺、睾丸及精索静脉未见明显异常，双侧附睾呈蜂窝样扩张改变。

诊断

梗阻性无精子症（附睾尾？）。

鉴别诊断

（1）根据梗阻部位的不同鉴别

①睾丸内梗阻：约占梗阻性无精症的15%，先天性睾丸网与输出小管脱节少见，后天获得性因素如创伤或炎症后出现，常伴有附睾及输精管梗阻。

②附睾梗阻：最常见，先天性因素如双侧输精管缺如、睾丸输出小管与附睾头脱节、附睾发育不良或闭锁、Young's综合征等。附睾获得性梗阻包括急性或亚急性感染、急慢性损伤或术后，体检精浆α-葡萄糖苷酶降低，B超提示附睾饱满，呈网格状或蜂窝状改变。

③输精管梗阻：先天性因素是双侧输精管缺如，输精管单侧发育不良或部分缺失可伴有同侧精道梗阻；后天性因素包括输精管结扎术后或腹股沟疝修补术后等。

④射精管区域梗阻：先天性因素包括射精管囊肿或苗勒管囊肿；后天获得性因素包括急性、亚急性或慢性尿道前列腺炎，常伴有精液量少，果糖水平低，pH低，B超提示精囊扩张，横径>15mm。

（2）非梗阻性无精子症：各种原因导致的睾丸生精功能障碍，在排除管道梗阻的可能后，进行详细的体格检查，观察睾丸体积，根据睾丸体积大小，判断生精障碍类型。继发性睾丸生精功能障碍如：下丘脑及以上因素（基因）如Kisspeptin-gpr54异常，先天性GnRH不足，Kallmann综合征，体质性青春发育延迟，获得性GnRH；垂体因素（组织）如垂体功能减退，垂体肿瘤，单纯LH不足，单纯FSH不足，高催乳素。原发性睾丸生精功能障碍：睾丸因素如克氏综合征等染色体异常，睾丸炎先天性或获得性无睾症，隐睾，睾酮酶/LH-R异常。性激素作用异常：雄激素受体异常，5α-还原酶缺乏，芳香酶缺乏。配合相关的实验室检查（FSH、LH、PRL、T等），相关染色体及基因检测决定其治疗方案。生精阻滞：精液脱落细胞检查，观察精液中各种脱落细胞，包括各级生精细胞、白细胞、原虫等，如果精液细胞染色中发现精原细胞或精母细胞提示多为生精阻滞。

（3）逆向射精：患者多有经尿道手术病史及检查操作史，或者长期服用前列腺药物如α受体阻滞剂等。射精后首次尿液检查中存在精子。故对于精液量少或精子数目少的中老年及糖尿病患者，盆腔、膀胱或腹膜后术后的患者，或接受前列腺药物治疗的患者，应引起重视。

（4）泌精障碍：多见于交感神经损害或精囊腺、前列腺的其他病变导致的局部收缩障碍，导致组成精液的主要液体成分缺失，如精囊腺液、前列腺液、尿道球腺液等，导致生成的精子不能随成形的精液成功通过输精通道到达射精管，从而随射精动作排出体外，导致实验室检查表现为无精子症。

治疗方案

（1）手术治疗：显微镜下输精管附睾管吻合。术后每月复查精液常规，如发现存在精子，根据其精子活力术后配合左卡尼汀、维生素E等相关药物改善精子活力。

（2）辅助生殖技术：术后复查精液发现精子少、弱，行精液中提取精子，或睾丸取精及辅助生殖技术。

病例分析

梗阻性无精症睾丸精曲小管有成熟的精子，但射出来的精液中连续3次未检出精子和生精细胞，除外不射精、泌精障碍及逆向射精。精道任何部位的炎症或创伤因素均可能诱发梗阻，以附睾梗阻多见。精道动力性梗阻多见于糖尿病和多囊肾患者。

诊断梗阻性无精症首先需要了解睾丸是否生精，辅助检查明确精道有无梗阻，进一步确认梗阻是否妨碍了精子排出，以了解梗阻的部位、程度及病因。

该患者各项相关的检查显示，精液量基本正常，精浆生化中，精浆中查 α-葡萄糖苷酶定量 6.5mU/ 一次射精↓，精浆果糖定量 10.50mmol/L，且多次检查精液未见精子，结合患者彩超显示附睾区域饱满呈现蜂窝状改变，证明精液中精囊腺液存在，附睾液减少或缺如。符合附睾精子淤积的表现。且梗阻部位在附睾部位，符合梗阻性无精子症的特征。该患者已行显微镜下输精管附睾管吻合术，术中见患者双侧附睾头均有大量迂曲增粗的附睾管，内见淤积的乳白色液体，显微镜下可见大量存活精子。分别选择两侧其中相对较饱满的一根附睾管，行输精管与附睾管的纵向切开套叠吻合术，手术顺利，术后患者对症支持治疗 3 天后，无明显不适，顺利出院。术后每月的精液检查结果进行随访。

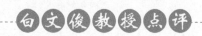

白文俊教授点评

梗阻性无精子症的病因有先天及后天两大因素，其中后天性较为多见。梗阻部位分为：附睾、输精管、射精管等处，其中附睾部位的梗阻最为常见。根据该患者性腺激素的水平及基因染色体结果分析，该患者生精能力及过程尚可，且该患者精液量正常，精浆生化检查 α-葡萄糖苷酶降低，彩超结果提示附睾蜂窝状扩张样改变，符合附睾部位梗阻性无精子症。对其的治疗有以下选择：①手术治疗，再次为患者提供自行受孕的机会，可行显微镜输精管附睾管吻合术，术后每月复查精液常规，追踪是否有精子出现，如有精子，且量尚可，可配合左卡尼汀、维生素 E 等相关药物增加精子活力。②如未发现精子或发现精子较少，或者活力较弱，可采用辅助生殖技术，睾丸穿刺取精或显微取精，运用试管婴儿技术辅助生殖。

参考文献

1. 白文俊，王晓峰.现代男科学临床聚焦.北京：科学出版社，2017：280，286.

2. 袁谦，江洪涛，宿颖岚，等.精浆中性 α - 糖苷酶与附睾梗阻性无精子症梗阻部位的相关性研究.中华男科学杂志，2013，19（8），719–721.

040 病毒性睾丸炎一例

📋 病历摘要

患者，男性，30 岁，已婚未育。主诉：右侧睾丸疼痛伴发热 5 天就诊。1 周前无明显诱因出现咽痛伴发热，最高体温 40℃，无咳嗽，无盗汗，当地医院给予头孢类抗生素，热毒宁，赖氨酸阿司匹林输液治疗，咽痛有好转，但仍有发热。2 天后出现右侧睾丸疼痛，无睾丸肿大，无放射，故来诊。曾检查精液质量差（具体不详），否认睾丸外伤史，否认结核病史及其他慢性病史。查体：P5G5，左侧睾丸约 18ml，右侧睾丸略增大，触痛明显，皮温升高，左侧睾丸无异常，双侧附睾未触及异常，输精管存在。

辅助检查

（1）血常规：白细胞：$18.42 \times 10^9/L$〔参考值：$(3.5 \sim 9.5) \times 10^9/L$〕，淋巴细胞百分比：12.1%（参考值：20% ~ 50%），中性粒细胞绝对数：$15.19 \times 10^9/L$〔参考值：$(1.8 \sim 6.3) \times 10^9/L$〕，血小板：$413 \times 10^9/L$〔参考值：$(125 \sim 350) \times 10^9/L$〕。

（2）尿常规：白细胞：19 个 /μl（参考值：0 ~ 9 个 /μl）。

（3）血淀粉酶：63U/L（参考值：0 ~ 220U/L）。

（4）阴囊彩超：右侧睾丸体积饱满，血流丰富，但内回声尚均匀，考虑炎性改变可能。

诊断

①急性病毒性睾丸炎；②上呼吸道感染。

诊疗计划

（1）卧床休息，控制感染。

（2）监测睾丸炎后对睾丸功能的损伤。

治疗

头孢曲松，1g，静脉点滴，1 次 / 日；重组人干扰素 α-2b，300 万 IU，皮下注射，1 次 / 日。

病例分析

1. 引起急性睾丸炎的病因

病毒经口、鼻侵入人体在局部黏膜上皮细胞及局部的淋巴结中进行复制，繁殖造成感染后发生血行传播，为第一次病毒血症。由

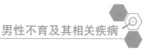
于病毒对腮腺、胰腺、脑膜、睾丸等组织亲和力强，进而在这些组织中生存繁殖，然后再次经血循环，第二次病毒血症形成导致以上组织发生病变。睾丸炎常见于病毒感染，最常见的由腮腺炎病毒引起，而此例患者没有明确的腮腺炎病史，仅上呼吸道感染后出现睾丸疼痛，应为其他病毒感染引起。

2. 病毒性睾丸炎的损害

（1）对睾丸的损害：睾丸实质水肿，曲细精管充血，管周淋巴细胞浸润，可导致曲细精管受压坏死，间质纤维化，最终可导致睾丸萎缩。

（2）对性激素的影响：病毒损害睾丸间质细胞，降低其合成及分泌雄激素的能力，改变性腺轴的调控，通过负反馈使垂体分泌LH、FSH增多，并且长时间维持较高水平。

3. 睾丸炎的鉴别

（1）急性附睾炎：一般无上呼吸道感染史，常因尿道的感染和前列腺炎引起，触诊附睾肿大，压痛明显，彩超可见附睾弥漫或局限性增大，回声不均。

（2）睾丸扭转：起病急，突然发生睾丸剧痛，睾丸触痛明显，患侧睾丸位置升高，彩超可见患侧睾丸增大，回声减低，血流信号明显减少或消失。

（3）急性细菌性睾丸炎：多继发于邻近的附睾炎，起病突然，有寒战，发热，继而出现睾丸肿痛。可见患侧阴囊皮肤红肿，睾丸肿大并有明显压痛，如形成睾丸脓肿，可扪及波动感。

（4）结核性睾丸炎：睾丸结核少见，多数由男性生殖系其他部位结核蔓延所致，一般病程发展缓慢，偶有睾丸或附睾不适，疼痛及发热不明显，附睾及睾丸可触及实质包块，病灶常与阴囊壁粘连或有脓肿，窦道形成。结合分泌物涂片染色、结核杆菌培养、B超及 CT 可明确诊断。

4. 治疗

（1）抗生素：合并细菌感染可加用广谱抗生素。

（2）干扰素：干扰素可抑制病毒复制，并与巨噬细胞、自然杀伤细胞、细胞毒细胞膜表面受体特异性结合调节免疫功能。近年来国内外研究发现，给予干扰素 α-2b，300 万 IU，皮下注射，1 次 / 日，10 ~ 14 天，可迅速缓解局部症状，防止睾丸萎缩，改善精子质量。

5. 治疗转归

患者治疗 14 天后体温正常，睾丸无疼痛，复查血常规、阴囊彩超正常。精液常规（睾丸炎治疗后）：200 倍镜下，镜检 20 视野，可见 IM13 个，NP2 个。

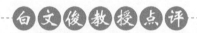

白文俊教授点评

　　病毒性睾丸炎主要是由腮腺炎病毒引起，但少数情况也可能由其他病毒引起，如柯萨奇病毒。此患者没有腮腺炎病史，应为单独感染引起。病毒性睾丸炎容易诊断，重点在预防睾丸萎缩的治疗。病毒感染可导致睾丸实质水肿，曲细精管充血，管周淋巴细胞浸润，曲细精管受压坏死，最终导致睾丸萎缩，虽很少导致绝育，但会引起少精或弱精症影响生育能力。所以病毒性睾丸炎应早期发现，早期干预，近年来国内外均有使用干扰素 α-2b 治疗病毒性睾丸炎的报道，给予干扰素 α-2b 300 万 IU，皮下注射，1 次 / 日，10 ~ 14 天，有可能防止睾丸萎缩，如合并细菌感染加用抗生素。总之，除了接种疫苗及复种来最大限度减少病毒性睾丸炎的发生外，尚需进一步研究并明确机制，找到一种有效的方法来治疗受损的睾丸组织。

笔记

参考文献

1. 吴阶平．泌尿外科学．济南：山东科学技术出版社，2004：592.

2. Masarani M，Wazait H，Dinneen M.Mumps orchitis.J R Soc Med，2006，99（11）：573-575.

3. 宋怡红．干扰素治疗流行性腮腺炎合并睾丸炎40例疗效观察．中国现代药物应用，2008，2（12）：55-56.

4. 高恩江，王梅利，闫波，等．干扰素治疗急性腮腺炎并发睾丸炎38例疗效分析．现代医药卫生，2012，28（8）：1170-1171.

04.1 克氏综合征一例

病历摘要

患者，男性，28岁。主诉：结婚3年未育，性生活正常，女方检查正常。体格检查：身高178cm，体重65kg，面白少须，阴茎9cm，双侧睾丸约3ml，质地较硬，双侧输精管可触及，双侧精索静脉未及曲张。辅助检查：超声显示双侧睾丸发育偏小，左侧大小约20mm×16mm×10mm，右侧大小约20mm×16mm×11mm，形态规则，实质回声均匀。精液：精液量1.5ml，pH 7.2，未见精子。激素：促卵泡生成素（FSH）26.42mIU/ml（1.27～19.26mIU/ml），促黄体生成素（LH）9.81mIU/ml（1.24～8.62mIU/ml），雌二醇（E$_2$）

25.10pg/ml（20 ~ 47pg/ml），睾酮（T）1.70ng/ml（1.75 ~ 7.81ng/ml）。染色体核型：47，XXY（图31）。

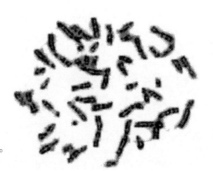

临床诊断：体格检查

标本类型：外周血

经外周血淋巴细胞培养G显带后，在300~400条带阶段核型分析。

染色体核型：47，XXY

建议：请向遗传医师或相关医师咨询。

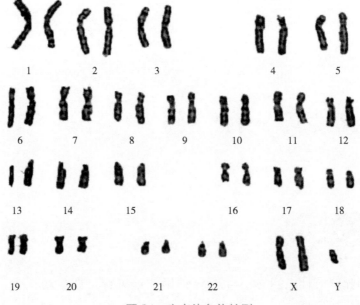

图31　患者染色体核型

诊疗计划：①解决生育问题：患者无精子，建议睾丸显微取精，如取得合适精子行卵胞浆内单精子注射技术（ICSI）；未取到精子行供精人工授精（AID）。②在其无生育要求后长期给予睾酮补充治疗。

治疗转归：患者行睾丸显微取精，取得 5 条合适精子，行 ICSI，其妻成功受孕，足月生产 1 个女婴。

病例分析

克氏综合征（Klinefelter syndrome，KS），是一种先天性疾病，是染色体异常引起的，发病率为 0.1% ~ 0.2%。正常男子染色体核型为 46，XY，如果男子染色体核型中 X 增多，就会引起此病。此病最常见的是 47，XXY，约占 80%，剩余 20% 为 46，XY/47，XXY 嵌合型及更多 X 染色体（如 48，XXXY；49，XXXXY）。本病是由于配子在减数分裂时或合子在有丝分裂时性染色体不分离所致。父母的生殖细胞在减数分裂形成精子和卵子的过程中，性染色体发生不分离，受精后的合子就会有额外的 X 染色体，形成 47，XXY；受精卵在卵裂过程中 X 不分离，也可出现额外的 X 染色体。此患者染色体 47，XXY，明确诊断为克氏综合征，行睾丸显微取精，取得合适精子行 ICSI。在积极解决其生育问题的同时补充睾酮治疗，减轻对睾丸间质细胞的过度刺激，同时对雄性化不足、男乳女化、骨质疏松等，有较好的作用。

克氏综合征临床表现

1. 青春期前

患者在青春期前一般无异常，少数患者学习成绩较差，语言表达能力较差，社交活动受限。

2. 青春期

KS 患者常于青春期出现异常，表现为睾丸小而硬，第二性征发育不良。患者常体型较高，下肢细长，皮肤细嫩，声音尖细，胡须、阴毛、体毛少，男性乳房发育等。智力发育正常或略低。

3. 成年后

KS 患者大多因为不育就诊。该病是基因异常导致男性不育的最主要原因,占男性不育症患者的 3%。约半数患者两侧乳房肥大,外生殖器常呈正常男性样,但阴茎较正常男性短小,两侧睾丸显著缩小,多 < 3cm,质地坚硬,性功能较差,精液中无精子,患者常因不育或性功能低下求治。

4. 其他易患疾病

如隐睾、尿道下裂、糖尿病、甲状腺功能减退、骨质疏松等,此类患者还易患精神分裂、焦虑抑郁、乳腺癌和肺系疾病。

治疗

1. 青春期前

流行病学显示,此病青春期前无一例被确诊。如青春期前确诊此病,应在青春期开始前,即 11 ~ 12 岁开始睾酮补充治疗。早期睾酮补充治疗对改善患者行为和认知方面作用肯定,对患者生长发育和生殖有重要意义。

2. 成人

患者年龄越大,睾酮缺乏越明显。无生育要求者,应补充睾酮治疗,对其改善和维持男性性征,改善体力、情绪、骨密度等都有积极意义。

3. 生育问题

(1)青春期早期,有些患者精液中可有少量精子,随着年龄增长,睾丸受过度刺激越久,生精细胞凋亡越严重,最后形成无精子症。青春期早期有精子患者,可低温贮藏精液标本,以便将来行 ICSI,解决生育问题。

(2)成年无精子症患者,可行睾丸取精,如有合格精子,行 ICSI。目前显微睾丸取精术(micro-TESE)可使 44% ~ 55% 的 KS

患者从睾丸获取到精子，通过 ICSI，平均妊娠率达 20% ~ 25%。

（3）遗传咨询：研究表明，KS 患者其子代发生性染色体和常染色体异常的概率明显增高。故应告知其子代染色体异常风险，推荐胚胎植入前遗传学诊断检查（PGD）。

4. 乳腺增生

由于 LH 过度刺激，以及芳香化酶活性高，性激素结合球蛋白高，FT/FE2 比例失调，导致男乳女化多发（1/3 ~ 1/2），乳癌发生率为 3% ~ 5%。雄激素替代治疗对男性乳腺增生几乎没有作用，如乳房发育影响美观或癌变风险，可行乳腺增生切除术。

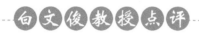

白文俊教授点评

KS 是染色体异常引起的一种先天性疾病，患者多以男性不育就诊，查体睾丸小，激素水平表现为高促，精液表现为无精子症。早期发现本病，给予睾酮补充治疗对改善患者生长发育和生殖有重要意义。解决生育问题可行睾丸穿刺或显微取精，如取得合适精子，行 ICSI。

参考文献

1.Groth KA，Skakkebaek A，Hast C，et al.Klinefelter syndrome–Aelinical update.J Clin Endocrinol Metab，2013，98（1）：20–30.

2.Fullerton G，Hamilton M，Maheshwari Ar.Should non-mosaic Klinefelter syndrome men be labeled as infertile in 2009.Hum Reprod，2010，25（3）：588–597.

3. 白文俊，王晓峰 . 现代男科学临床聚焦 . 北京：科学出版社，2017：273–276.

04.2 腮腺炎睾丸炎致少精一例

病历摘要

患者，男性，28岁，主诉：准备生育二胎，行精液检查而就诊。此前已生育1女，7岁，身体健康。患者2年前患腮腺炎，继发双侧腮腺炎睾丸炎，并行腮腺炎相关治疗。体格检查：阴茎8cm，包皮过长，双侧睾丸约15ml，质地软，双侧睾丸触痛，双侧输精管可触及，双侧精索静脉未及明显曲张。精液1.5ml，pH 7.8，未见精子。复查精液1ml，离心后沉渣可找到活动精子10条，形态尚可。阴囊彩超：右侧睾丸36mm×18mm，左侧35mm×16mm，双侧睾丸体积减小伴轻度弥漫性改变，左睾丸内局限性回声稍偏强，考虑睾丸炎恢复期改变（图32）。性激素：雌二醇（E_2）46pg/ml（20 ~ 47pg/ml），睾酮（T）2.33ng/ml（1.75 ~ 7.81ng/ml），催乳素（PRL）6.55ng/ml（2.64 ~ 13.13ng/ml），促黄体生成素（LH）7.56mIU/ml（1.24 ~ 8.62mIU/ml），促卵泡生成素（FSH）26.24mIU/ml（1.27 ~ 19.26mIU/ml）。

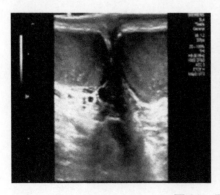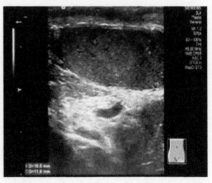

图32 阴囊彩超

治疗方案：患者精液检查及性激素检查结果提示生精功能受损严重，仅精液离心后可见数条活动精子，药物治疗提高生精功能以致自然受孕可行性不大，故建议患者可行试管婴儿。如患者已取精子无法达到试管婴儿要求，可应用 HCG（2000U 每周 2 次）+HMG（75U 每周 2 次）治疗，提高精子生成，增加成功机会。

患者性激素检查睾酮偏低，目前无明显性功能减退等表现，暂可不针对此方面特殊处理。如将来患者因雄激素不足导致性腺功能减退相关症状，可口服外源性睾酮，以补充不足，提高性功能，改善生活质量。

病例分析

腮腺炎病毒是一种有包膜的 RNA 病毒，属副黏病毒科。人类是它唯一的自然宿主，主要通过呼吸道传播。病毒感染上呼吸道黏膜并在其上皮内进行复制，然后释放入血形成病毒血症，定位于腮腺小管内皮后继续复制增殖入血形成第二次病毒血症，感染其他器官如生殖器官神经组织及胰腺组织等。腮腺炎性睾丸炎是青春期及成年男性流行性腮腺炎最常见的并发症，60%～70%的患者累及单侧睾丸，10%～30%的患者累及双侧睾丸，30%～50%的患者出现睾丸萎缩。青春期患者易并发睾丸炎的原因是腮腺的基膜与青春期睾丸的基膜相似，容易发生继发睾丸损伤，产生自身免疫反应。炎症时睾丸生精小管上皮显著充血，大量中性粒细胞、淋巴细胞和巨噬细胞浸润，血－睾屏障遭到破坏，生精小管基膜有不同程度肿胀、变性、萎缩。急性炎症消退后有进行性慢性改变，慢性期睾丸组织病理学可见：生精细胞逐渐脱落以至完全丧失，生精小管透明化变性和硬化。间质细胞对腮腺炎病毒损害的耐受性比较强，故常被保存。

笔记

睾丸生精小管高度退化、基膜增厚、间质细胞紊乱，生精小管内无生精细胞，进入空化期，形成继发性唯支持细胞综合征。

腮腺炎性睾丸炎一般继发于腮腺炎起病后 3 ~ 4 天，偶有睾丸炎在腮腺炎之前发生的病例。急性期患者可出现患侧睾丸的疼痛、肿胀，并可有畏寒、发热、头痛、恶心、呕吐等伴随症状。体格检查可见阴囊皮肤呈红色，可触及发热、肿大、质软及压痛明显的睾丸。急性期可检测出血清特异性 IgM 抗体，用 ELISA 法或血凝抑制试验检测患者恢复期血清抗体滴度或效价较急性期相比 ≥ 4 倍升高。有条件可做病毒培养或行 PCR 法检测病毒 RNA。急性期超声波检查见睾丸血管增多、管腔扩大及血流信号增强，还可出现睾丸鞘膜积液。

1. 病因

（1）由于生精小管被病毒感染后导致阻塞，精子漏入间质组织内，引起自身致敏反应。

（2）因为腮腺炎等病毒感染后，导致睾丸组织损伤，释放抗原而产生自身致敏反应，引起自身免疫性睾丸炎。

（3）病毒性感染导致睾丸病理改变：生精小管内的炎性细胞浸润，不仅影响了间质细胞的功能及雄激素合成与分泌，而且破坏血 - 睾屏障直接攻击生精上皮（肌样细胞与支持细胞）。生精小管内的炎性细胞浸润以及产生的炎性细胞因子，激发自身免疫反应及生精小管内自身抗体的沉淀，引起的自身免疫反应是病毒性睾丸炎的主要发病机制。

（4）腮腺炎性睾丸炎与抗精子抗体产生：少数患者血清可检测到抗精子抗体，但抗精子抗体产生与腮腺炎性睾丸炎的关系尚不明确。

2. 病理

腮腺炎性睾丸炎可引起男性生殖激素紊乱，炎症损害睾丸间质细胞，降低其合成及分泌雄激素的能力，改变下丘脑－垂体－性腺轴对生殖激素的调控活动。Ad.amopoulos 等研究认为，双侧腮腺炎性睾丸炎急性期损害睾丸间质细胞的功能引起睾酮分泌减少，通过负反馈机制使垂体分泌 LH 增多。T 水平可在数月内恢复正常，但 LH 及 FSH 可在急性期后的 10 ~ 12 个月维持显著性高水平，机体对外源性 HCG 的反应迟钝，推测炎症对间质细胞的损害可能并不只局限于急性期，有可能是永久性的。Tzvetkova 等研究亦发现腮腺炎性睾丸炎可引起生殖激素紊乱，与感染时的年龄有关，对青春期感染组（12 ~ 17 岁）影响尤为显著，出现血清睾酮水平降低及血清 FSH、LH、催乳素（PRL）、雌二醇（E_2）水平升高。

综合病史、查体及辅助检查，考虑本例患者为腮腺炎病毒引起的睾丸炎，进而导致生精功能低下。

3. 诊断依据

①患者此前成功生育健康子女 1 胎，2 年前明确腮腺炎性睾丸炎病史，且双侧受累；②精液检查仅在离心后可见 10 条精子；③ E_2 46pg/ml，T 2.33ng/ml，PRL 6.55ng/ml，LH 7.56mIU/ml，FSH 26.24mIU/ml；④查体双侧睾丸质软，彩超提示双侧睾丸炎恢复期表现。

4. 诊断

①睾丸生精功能障碍，严重少精子症；②性腺功能减退；③腮腺炎睾丸炎后睾丸萎缩。

5. 诊断分析

此患者睾丸炎发病前已顺利生育 1 胎，身体健康，本次就诊因腮腺炎性睾丸炎后 2 年，拟生育二胎，行精液检查未发现精子，进

笔记

一步行离心检查后可见少量精子。查体双侧睾丸质软，彩超提示睾丸炎后表现。患者性激素水平 LH、FSH 均较高，尤其 FSH 升高明显，提示存在高促性性腺功能减退表现，进一步提示睾丸生精功能低下。综合患者既往史、查体，尤其生育相关辅助检查分析，患者目前生精功能低下，原因为腮腺炎性睾丸炎所致。

6. 鉴别诊断

（1）染色体异常：染色体核型异常或 Y 染色体微缺失可能造成生精功能低下，甚至无精，部分患者年轻时精子质量尚可，有生育可能，随着年龄增长，可能出现精子质量逐渐下降，甚至无精可能。本患者成功生育一胎，有明确的腮腺炎睾丸炎病史，考虑此类疾病可能性不大。患者行试管婴儿前需行染色体检查，可进一步证实。

（2）梗阻性无精：患者此前有正常生育史，彩超及查体未见梗阻表现，精液离心可见少量精子，梗阻性无精可能基本排除。

7. 治疗

腮腺炎性睾丸炎无特效治疗方法。

（1）卧床、局部冷敷、抬高睾丸、止痛、退热、使用非甾体类抗炎药及其他对症支持治疗等。如继发细菌感染，可加用抗生素。我国也有文献报道使用某些抗病毒及清热解毒中药，可有效改善睾丸炎症状。

（2）糖皮质激素：糖皮质激素作为甾体类抗炎药可降低体温，减轻睾丸局部水肿，减少补体结合抗体的形成，特别是糖皮质激素可使睾丸间质细胞合成分泌雄激素减少，经下丘脑－垂体－睾丸轴反馈调节机制使垂体合成分泌 FSH、LH 增多，生殖激素的紊乱是引起睾丸萎缩的原因之一，在急性期是否应使用糖皮质激素仍存在争议。

（3）干扰素：近年来，国内外均有使用重组干扰素 α-2b 干扰素治疗腮腺炎性睾丸炎的报道，给予 α-2b 干扰素 300U/d 皮下注射，连续使用 10 ～ 14 天。干扰素抑制病毒复制，并与巨噬细胞、自然杀伤细胞、细胞毒细胞膜表面受体特异性结合调节免疫活动。Ku 等认为干扰素能够迅速缓解局部症状，阻止睾丸萎缩，并使精子的数量、形态得到改善。此后，lee 等再次对干扰素治疗的远期效果（5 年以上）进行研究，干扰素治疗组未发现睾丸萎缩，经干扰素治疗后精子活力要优于对照组，治疗效果明显优于对照组。不同的是，Yeniyol 等对 18 例单侧腮腺炎性睾丸炎患者行干扰素治疗后于 12 个月后取双侧睾丸活检，发现 38.8％的患者存在睾丸完全性萎缩，16.6％的患者存在部分性睾丸萎缩，剩下的 44.6％患者即使未发现睾丸萎缩，但均有不同程度的生精功能障碍。说明干扰素并不能有效控制睾丸萎缩及生精阻滞。

（4）精索封闭：1% 利多卡因 20ml 低位精索封闭，可使睾丸肿胀及疼痛缓解，改善血流，保护生精功能。

总之，腮腺炎性睾丸炎是青春期及成年男性流行性腮腺炎最常见的并发症，可继发于腮腺炎，亦可单独感染。腮腺炎性睾丸炎极少导致绝育，但可能造成生育力低下，如少精或弱精；单侧炎症可能显著影响精子数目、活动力及形态（约 13％），表现为生育能力下降，但只是短暂的；双侧炎症常会遭遇生育力低下（30％ ～ 87％），如出现睾丸萎缩、生精功能障碍等，将会在很大程度上影响男性生育能力，表现为不育。虽然流行性腮腺炎疫苗已得到普及，但在世界范围内流行性腮腺炎暴发事件已是屡见不鲜。在我国，流行性腮腺炎约占丙类传染病的 1/3，随着儿童接种疫苗的普及，成人发病率相对增高，腮腺炎性睾丸炎应该得到更大的关注。腮腺炎性睾丸炎

笔记

与男性生殖功能密切相关，又缺乏有效治疗方法，往往又错过早期干预时间。目前仍未找到一种十分理想的阻止睾丸萎缩的方法。除了加强疫苗的接种及复种来最大限度减少疾病的发生以外，更应行进一步研究来明确机制，找到一种有效的治疗措施来改善男性生育能力。对生育力低下不能自然生育的，可采用辅助生殖的办法解决生育的问题。

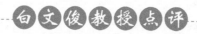

白文俊教授点评

患者已生育1女，目前严重少精子症，考虑由腮腺炎睾丸炎所致，目前自然受孕基本不可能，可尝试试管婴儿，如精子质量无法达到要求，可药物治疗后评估。另外，患者存在性腺功能减退，除生育问题外，还应关注患者性腺功能低下相关表现及治疗。

参考文献

1.Damopoulos DA，Lawrence DM，Vassilopou.los P，et al.Pituitary-tosticular interrelationshipsin mumps orchitis and other viralinfections.Br Med，1978，1（6121）：l177-1180.

2.Tzvetkova P，Tzvetkov D，Georgiev M，et al.Hormonal changes in patients with mumpsorchitis.Chinese Journal of Pathophysiology，1999，15（7）：577-579.

3.曹兴午，王立红，袁长巍.精液病理学检测与临床意义.现代检验医学杂志，2013，5（28）：3.

4.曹兴午，李宏军，白文俊.等.精液脱落细胞学与睾丸组织病理学.北京：北京大学医学出版社，2012：110-115.

5.白文俊，王晓峰.现代男科学临床聚焦.北京：科学出版社，2017：230-232.

笔记

04.3 反复妊娠失败与染色体异常两例

病历摘要

例 1

患者，男性，29 岁。主诉：婚后 3 年爱人妊娠失败 2 次。患者结婚 3 年，性生活正常，患者爱人曾怀孕 2 次，均发生妊娠失败，且时间发生在妊娠 3 个月内。查体：身高 178cm，体重 75kg，阴茎 9cm，无包皮过长，双侧睾丸约 16ml，质地未及异常，双侧输精管可触及，双侧精索静脉未及曲张。超声检查：阴囊、泌尿系彩超未见明显异常。多次精液检查，均为正常范围。性激素检查位于正常范围内。男方染色体 45，XY，rob（15；22）；女方染色体 46，XX；胚胎染色体：47，XN，+22。治疗方案：建议可继续自然受孕，或行试管婴儿，并行胚胎植入前遗传学诊断，以筛查存在染色体异常结构的胚胎，从而相对降低妊娠失败的风险。

例 2

患者，男性，25 岁，配偶 24 岁。主诉：因爱人妊娠失败 3 次就诊。患者婚后爱人怀孕 3 次，均发生在妊娠 3 个月以内，其中 1 次胚胎"水肿"，2 次胎停育。多次于外院就诊，口服多种中西药物治疗。查体：身高 180cm，体重 70kg，阴茎 12cm，包皮过长，双侧睾丸约 14ml，质地稍软，双侧输精管可触及，左侧精索静脉Ⅱ度曲张，平卧（-）。精液、性激素、精子 DNA 碎片检查均正常，阴囊彩超提示左侧精索静脉曲张，可见反流。染色体检查：男方 46，XY，16qh+（图 33）。

年龄：23

标本类型：外周血

显带方法：G显带320条带

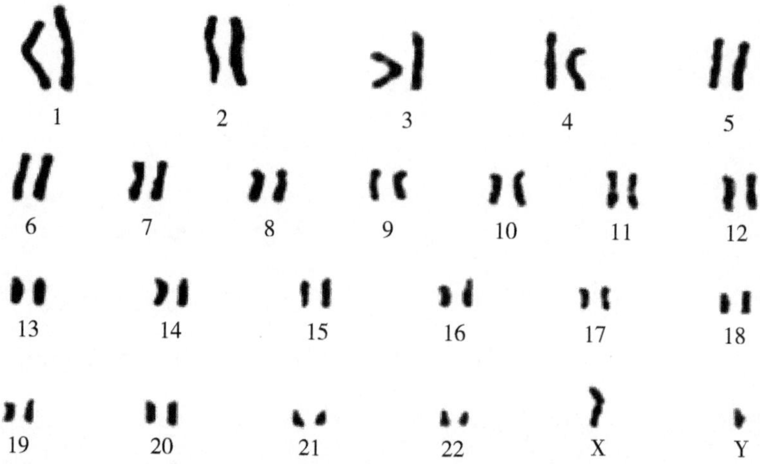

图 33　男方染色体

治疗方案：下一步治疗建议可继续尝试受孕，受孕后加强产前检查。如患者双方心理顾虑较大，身体条件及经济条件允许的情况下，可尝试试管婴儿，并行胚胎植入前遗传学诊断，以降低妊娠失败风险。

病例分析

妊娠失败的男性因素可能有以下几方面：①遗传学异常；②免疫学异常，如抗精子抗体；③内分泌异常，如性腺轴、甲状腺功能；④泌尿生殖道感染炎症；⑤精子凋亡异常；⑥氧化应激反应异常；⑦精索静脉曲张；⑧工作、生活环境污染；⑨饮食、药物服用等。

目前公认的可以引起妊娠失败的男性直接因素是男方染色体、精子 DNA 异常所致的胚胎染色体异常。这也是最常见的引起妊娠失败的原因，但约有 50% 的患者经过详细检查后，仍无法明确其原因。

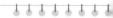

胚胎染色体数目异常可能源自父母双方，常见的非整倍体胚胎中双方来源概率见表13。

表 13　染色体非整倍体的来源

染色体	父方（%）	母方（%）
13 三体	15	85
18 三体	10	90
21 三体	5	95
45，X	80	20
47，XXX	5	95
47，XXY	45	55
47，XYY	100	0

染色体数目异常导致胚胎出现非整倍体及染色体不平衡，可导致胎停育及自然流产。常见染色体多倍体及非整倍体胚胎发育的结局见表14。

表 14　染色体数目异常与妊娠结局

染色体异常类型	妊娠结局
三倍体	致命性（100% 妊娠失败）
16 三体	绝大多数自然流产
13 三体	95% 妊娠失败
18 三体	95% 妊娠失败
21 三体	80% 妊娠失败
克氏征	50% 妊娠失败
45，X	98% 妊娠失败，嵌合型可能存活

罗伯逊易位又称罗氏易位，是相互易位的一种特殊形式，是2个具有近端着丝粒的染色体（13、14、15、21、22 号染色体）于着丝点附近断裂，着丝点融合，2 条染色体长臂重接成为易位染色体，断臂丢失，因而罗氏易位携带者只有45 条染色体。

（1）非同源染色体罗氏易位其生殖细胞在减数分裂过程中能形成6 种配子，1 种是正常的，1 种是平衡携带者，其他均为非平衡配子（图34）。

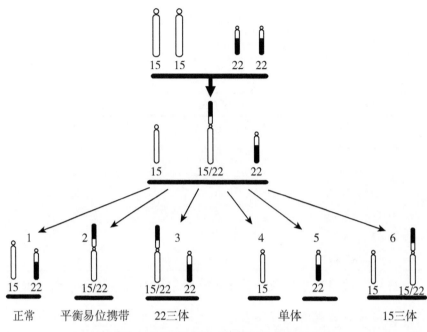

图 34　例 1 中患者所产精子的可能类型

　　此类患者精液中理论上产生 6 种配子，其中 1/6 为正常精子，1/6 为平衡易位携带者，其余 2/3 均破坏了染色体的平衡，出现 15 号染色体单体、三体或 22 号染色体单体或三体可能。结合第一例患者精液情况，以其中 1 次结果，精液 3ml，pH 7.6，总活动力 69.8%，前向活动力 49.4%，浓度 4.89×10^7/ml，总数 1.467×10^8 测算，正常精子数为 2.445×10^7，平衡易位携带精子数为 2.445×10^7，异常精子数为 9.78×10^7。以上精子比例为理论分析，而患者实际精液中精子分型可能存在差异。根据以往资料看，无论 15 号、22 号染色体单体还是三体，均易发生妊娠失败，很难顺利生产，故容易出现胎停育或自然流产现象。

　　（2）同源染色体间罗氏易位其生殖细胞在减数分裂过程中理论上只能形成 2 种配子，一种为 n+1=24 条；一种为 n-1=22 条，受精后不可能有正常核型的后代出生——出生子代或为三体综合征，或妊娠失败。国外 6 例家族报道，出生了 21 个 Down 综合征孩子，发生 12 例妊娠失败。

例 1 中患者本人存在 15 号和 22 号染色体罗伯逊易位，患者本人无异常表现，考虑患者染色体异常为平衡易位，但其所产生的精子中，部分存在染色体异常，进而在胚胎形成过程中，易出现 15 号或 22 号染色体三体或单体，在胚胎发育过程中造成妊娠失败的发生。胚胎绒毛组织染色体检查提示为 22 号染色体三体形成，考虑流产由此引起，且与患者染色体异常相关，故建议行试管婴儿，且行移植前基因诊断（PGD）检查，可相应降低妊娠失败风险。

例 2 中患者染色体结果提示男方 46，XY，16qh+，表现为染色体的多态性，配偶染色体结果正常，胚胎绒毛组织染色体提示 45，X。造成缺少 1 条性染色体的原因，80% 为男性因素，20% 为女性因素。核型为 45，X 的患者常表现为女性卵巢发育不良，由于缺失了 1 条性染色体，使女性卵巢发育不良，同时伴有矮小身材和软骨发育不良。45，X 的男性罕见，部分 45，X 男性染色体嵌合有少量的 46，XY 细胞，部分患者则存在 Y/ 常染色体的易位，而后者的临床表型常不同，主要依赖于 Y 染色体的断裂点和受累的常染色体。特纳综合征在活产女婴发病率为 0.25% ~ 0.30%，1938 年由 Turner 首次报道，是常见女性染色体畸变疾病，也是人类唯一能生存的单体综合征。核型分布包括染色体数目异常、结构异常或嵌合体，往往伴有特征性的体格异常，主要临床表现有身材矮小、颈蹼和肘外翻等，进入青春期后性腺发育不良则成为突出的临床表现，如乳房未发育、无月经初潮等。

染色体的多态性主要表现为包括结构、带纹宽窄和着色强度等差异的结构异染色质变异，从分子水平上看，结构异染色质所含 DNA 主要是"非编码"的高度重复序列，不含有结构基因，没有转录活性，无特殊功用，所以也无表型效应。但随着检测技术的更新和对非编码基因研究的深入，越来越多的学者认识到染色体多态性的多态部分很可能在细胞分裂中其多态部分会造成同源染色体配对困难，使染色体不分离，从而形成染色体异常的配子或合子，导致胚胎发生染色体非整倍性变异或减数分裂中异常配子的产生，最终引发流产、不育不孕、死胎及其他症状的临床效应。

次缢痕主要存在于 1 号、9 号、16 号染色体长臂的异染色质区，主要由高度重复的 DNA 序列组成，是易发生自发和诱发断裂的部位。次缢痕增加或减少是高度重复的 DNA 序列增加或减少所致。有学者认为，次缢痕增加或减少不会引起表型效应，与不良生育史无关；也有学者认为，高度重复的 DNA 序列增减将产生的不平衡配子无法受精而死亡，或形成非整倍体胚胎而造成男性不育、流产、死胎等。随着对这一问题的进一步研究，越来越多的学者偏向于第二种观点。1 号、9 号、16 号染色体的次缢痕位于染色体的结构异染色质区，它的增加或减少可能会影响细胞分裂，造成同源染色体配对困难，还可能影响到着丝粒 - 动粒复合，引起减数分裂时染色体不分离，产生不平衡配子而导致异常孕产，或不平衡配子不能受精而死亡，造成不孕不育；另外，过多重复的 DNA 可能导致胚胎早期细胞分化时基因调节异常，或因剂量效应造成有丝分裂错误，最终导致胎儿丢失或出生缺陷。

既往研究资料显示，45，X 核型约 98% 发生妊娠失败，故此例中胚胎妊娠失败考虑与此相关。患者本人染色体异常为 16 号染色体次缢痕的增加，男性患者染色体异常与胚胎染色体异常无必然联系。另外 2 次妊娠失败没有行胚胎染色体检测，原因不明。目前无法将男性患者染色体异常确定为 3 次妊娠失败的原因。患者经济能力有限，无条件行人工辅助及胚胎植入前遗传学诊断，故建议其继续尝试自然受孕，改变生活不良习惯。如患者双方心理顾虑较大，身体条件及经济条件允许,可尝试试管婴儿,并行胚胎植入前遗传学诊断,以降低妊娠失败风险。如再遇到妊娠失败发生,建议行胚胎染色体检查,进一步明确原因。

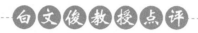

白文俊教授点评

病例1中患者本人存在罗氏易位,与胚胎染色体异常相关,行试管婴儿并行PGD可筛除基因异常胚胎,但需向患者交代,患者自然受孕仍有成功生育的可能性,且试管婴儿成功率也并不是非常高,所需花费较高。

病例2中患者爱人反复妊娠失败,患者检查染色体存在异常,但表现为多态性,且与胚胎染色体异常无明确关系。建议女方详细检查,排除女方因素所致。如双方均未查出引起妊娠失败的必然因素,可继续尝试自然受孕。

PGD主要是指采用快速遗传学诊断方法,选择无遗传学疾患的胚胎植入宫腔,从而获得正常胎儿的诊断方法。其优点主要体现在:①非侵入性,可避免常规的产前检查如绒毛取样、羊膜腔穿刺活检、羊膜腔穿刺的手术操作所带来的出血、流产、宫腔感染等并发症的危险;②把遗传学疾病控制在胚胎发育的最早阶段,避免了早期或中期妊娠再行产前诊断结果阳性时使孕妇面临医源性流产所带来的生理和心理上的创伤;③可以排除患病胚胎和携带缺陷基因的胚胎,从而可使有遗传风险的夫妇得到完全健康的后代;④相对于对胎儿进行人工流产,销毁有遗传缺陷的胚胎更易为舆论、伦理所接受;⑤在胚胎器官分化之前对疾病做出诊断,为进行基因治疗提供可能。

笔记

补充阅读：PGD 过程

1. 活检

第一、第二极体和第三天的单细胞胚胎活检用于评价人胚胎整倍体曾经是最常用的。早期胚胎对显微操作比较敏感，活检时容易受损。胚胎活检取材方法有多种，如吸出法、挤压法、机械分离法和疝形成法等，近年出现的透明带激光打孔技术经过实践证明对妊娠率没有明显影响，临床应用有增加的趋势。早期胚胎活检常选择在 8 细胞期进行（胚胎发育的第 3 天），此时对胚胎的影响最小。发育至桑葚期时胚胎细胞之间形成紧密连接，使活检操作比较困难。研究表明，经过活检的胚胎取出 1/4、2/8 或 3/8 个卵裂球后仍然可以正常发育到囊胚期，胚胎活检后妊娠率高于极体分析。然而，尚未有随机研究分析 PGD 过程的安全性。移植活检后的胚胎应该十分小心，因为轻微的挤压也可以通过透明带的开口将胚胎排出。

最近，一些项目开始将极体活检与第三天单细胞分析相结合运用；也有文献报道运用第三天双细胞活检或囊胚泡活检。

2. 分析技术

（1）单细胞聚合酶链反应（polymerase chain reaction，PCR）主要用于诊断单基因性疾病和胚胎性别。PCR 扩增后用于后续基因诊断的方法主要有：①根据有无特异性目的条带做出诊断；②多态性分析；③等位基因寡核苷酸特异探针（allelespecific oligonucleotide，ASO）斑点杂交及反向斑点杂交（reverse dot blot，ROB）；④单链构象多态性（single-strand conformation polymorphism analysis，SSCP）及变性梯度凝胶电泳（denaturing gradient gel electrophoresis，DGGE）等。随着该技术不断完善，出现了巢式 PCR、引物延伸预扩增 PCR、荧光 PCR、荧光多重 PCR 等技术可以准确研究遗传基因，最

笔记

适合于对单基因疾病进行研究。

（2）免疫荧光原位杂交（fluorescence in situ hybridisation，FISH）是研究人类胚胎染色体异常的较好方法，它可以对染色体和DNA进行准确的研究，可以进行性判定、非整倍体核型普查和染色体结构异常分析。FISH是采用荧光标记的DNA探针特异地结合到固定细胞的DNA上。通过使用不同的荧光标记探针，可以在单一的细胞中同时分析多个染色体，比传统的核型分析节省很多时间。此外，FISH可以对间期细胞核进行染色体计数，不需要像核型分析那样培养细胞或制备分裂中期细胞。由于单一细胞产生中期分裂细胞的概率较低（约20%），FISH是目前用于检测胚胎单一细胞染色体数目异常的唯一有效方法。FISH也被用于检测ET前单一细胞的不平衡易位。采用单细胞快速制备中期染色体的方法，结合多种FISH技术，如多重杂交FISH技术、光谱核型分析比较基因组杂交等，大大地提高了PGD检测的准确性和有效性。

（3）比较基因组杂交（com-Parative genomic hybridization，CGH）可检测待检全染色体组各位点遗传物质的增加和缺失，可诊断单细胞的全基因组中任何超过20Mb的染色体域的拷贝数异常，已有成功应用的报道。新发展的microarray-CGH可检测到一些不能被传统方法检测到的微重复和缺失。

（4）微测序技术（mini-sequencing）又称为单核苷酸引物延伸法（single nucleotide primer extension，SnuPE），通过微测序技术与其他技术的结合，已经能够诊断一些单基因疾病，如囊性纤维化、视网膜母细胞瘤等，并应用于临床PGD中。

参考文献

1.Eaker S，Pyle A，Cobb J，et al.Evidence for meiotic spindle checkpoint from analysis of spermatocytes from Robertsonian-chromosome heterozygous mice.J Cell Sci，

2001，114（pt 16）：2953-2965.

2.Huang J，Liu P，Qiao J，et al.Translocation chromosome karyotypes of the Robertsonian translocation carriers' embryos.Fertil Steril，2010，93（4）：1061-1065.

3.Huang J，Lian Y，Qiao J，et al.Characteristics of embryo development in Robertsonian translocations' preimplantation genetic diagnosis cycles.Prenat Diagn，2009，29（12）：1167-1170.

4.Sahin FI，Yilmaz Z，Yuregir OO，et al.Chromosome heteromorphisms：An impact on infertility.J Assist Reprod Genet，2008，25（5）：191-195.

5.白文俊，王晓峰.现代男科学临床聚焦.北京：科学出版社，2017：280，286.